Dr. Jürgen Brater

AHATOMIE

Dr. Jürgen Brater

AHATOMIE

Verblüffende Erkenntnisse über unseren erstaunlichen Körper

Mit Illustrationen
von claire Lenkova

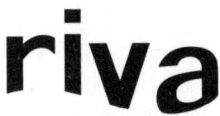

Bibliografische Information der Deutschen Nationalbibliothek
Die Deutsche Nationalbibliothek verzeichnet diese Publikation in der Deutschen Nationalbibliografie; detaillierte bibliografische Daten sind im Internet über http://d-nb.de abrufbar.

Für Fragen und Anregungen
info@rivaverlag.de

Originalausgabe
1. Auflage 2020
© 2020 by riva Verlag, ein Imprint der Münchner Verlagsgruppe GmbH
Nymphenburger Straße 86
D-80636 München
Tel.: 089 651285-0
Fax: 089 652096

Redaktion: Petra Holzmann
Umschlaggestaltung: Karina Braun
Umschlagabbildung: shutterstock: Art studio G; popcic
Satz: Daniel Förster, Belgern
Illustrationen, Bildlegenden und Lettering: claire Lenkova
vermittelt durch die Agentur Susanne Koppe, www.auserlesen-ausgezeichnet.de
Druck: CPI books GmbH, Leck
Printed in Germany

ISBN Print 978-3-7423-1335-5
ISBN E-Book (PDF) 978-3-7453-1018-4
ISBN E-Book (EPUB, Mobi) 978-3-7453-1019-1

Weitere Informationen zum Verlag finden Sie unter

www.rivaverlag.de

Beachten Sie auch unsere weiteren Verlage unter: www.m-vg.de

Inhalt

Warum wir aufmerksam werden

Ich war Ralf in der orthopädischen Rehaklinik am Bodensee zuvor zwar schon ein paarmal begegnet, aber näher kennengelernt haben wir uns erst eines Abends während meiner zweiten Therapiewoche. Vor dem Fernseher, im Aufenthaltsraum, bei einem alkoholfreien Weizen. Zusammen mit einigen anderen Patienten hatten wir eine Menge Spaß an einer Sendung mit witzigen Zeichentrickfilmchen. Und wie erhofft, brachten sie schließlich auch Loriots herrlichen Sketch mit dem Mann namens Hermann, der nichts weiter will, als still in seinem Sessel zu sitzen, während seine Frau hinter ihm pausenlos hin und her wuselt und ihn mit ihrem schrillen Geschnatter nervt.

»Hermann«, kreischt sie mit vorwurfsvoller Stimme, »was machst du da?«

Woraufhin er betont sanft antwortet: »Ich mache nichts.«

»Gar nichts?«

»Nein.«

Da höre ich, wie der Mann direkt neben mir so leise, dass ich ihn gerade noch verstehen kann, murmelt: »Das ist natürlich Quatsch.«

»Was hast du damit gemeint: ›Das ist natürlich Quatsch‹?«, frage ich ihn, nachdem der Film zu Ende ist.

Er beugt sich zu mir herüber und sieht mich lächelnd an. »Na, dass der Typ nichts macht. Das ist ganz unmöglich.«

Genau genommen, sagt er nicht »Das ist«, sondern »Des isch«. Ralf schwäbelt unüberhörbar. Doch was Dialekte angeht, sollte ich lieber still sein. Denn dass ich im Fränkischen groß geworden bin, hört mir auch jeder an: Ich rolle das R, spreche ein komisches L und bringe nur, wenn ich mich bewusst anstrenge, ein halbwegs als solches erkennbares P oder T zustande.

Ich wende mich ihm interessiert zu. Erst jetzt fällt mir auf, was für ein Brocken von einem Mann er ist: mindestens eins neunzig groß und sicher mehr als 120 Kilo schwer. Dagegen bin ich mit meinen eins zweiundsiebzig und meinem schmalen Kreuz ein richtiger Mickerling. Aus seinem fleischigen, fast kahlen Schädel mit dem dunklen Kinnbart blicken mich zwei braune Augen freundlich an.

»Wieso?«, frage ich und reiche ihm die Hand. »Ich bin übrigens Peter.« Wahrscheinlich sage ich »Beder«, aber das hatten wir ja schon. Am Anfang hat es mich irritiert, dass hier in der Rehaklinik jeder jeden duzt. Aber mittlerweile habe ich mich daran gewöhnt und empfinde die Vertrautheit unter uns Leidensgenossen sogar als ganz angenehm. Schließlich verbindet uns ja so etwas wie eine Schicksalsgemeinschaft.

»Ralf«, sagt Ralf, und als er mir freundlich lächelnd die Hand schüttelt, verschwindet meine in seiner Pratze wie die eines Kleinkindes in der seines Vaters. »Weil das schlichtweg nicht geht: nichts machen.«

Ich schüttle den Kopf. »Das verstehe ich jetzt nicht.«

»Na ja, ist doch klar. Was der gute Hermann ganz sicher gerade tut, ist atmen. Vielleicht ein bisschen hektisch, weil ihm seine Frau gewaltig auf den Wecker geht. Kann sogar sein, dass er stressbedingt schwitzt, und vielleicht ballt er ja sogar die Fäuste. Das würde ich, wenn ich an seiner Stelle wäre, mit Sicherheit tun. Auf alle Fälle hört er sie ja ganz offensichtlich sprechen, und da er nicht nur die Ohren, sondern auch die Augen offen hat, sieht er natürlich auch irgendwas. Er stützt seinen Kopf auf die Hand und spitzt den Mund, betätigt also diverse Muskeln, und zweifellos überlegt er gerade, was er sagen oder tun soll. Das ist doch eine ganze Menge. Findest du nicht?«

Ich nicke langsam. »Wenn man's so sieht ...«

»Doch damit nicht genug«, fährt Ralf fort. »Denn während er all das tut, ist sein Körper pausenlos mit noch viel mehr Aktivitäten zugange.«

»Wie meinst du das?«

»Nun, sein Herz schlägt und pumpt die ganze Zeit Blut durch seinen Körper. Seine Nieren produzieren ohne Pause Urin, sein Darm ist möglicherweise gerade schwer mit Verdauen beschäftigt und die Leber mit Entgiften.«

Inzwischen sind auch die anderen Patienten im Raum hellhörig geworden. »Richtig«, stimmt ein älterer Mann zu, der gerade dabei ist, sich mithilfe zweier Stöcke hochzuwuchten. »Und das Rückenmark produziert permanent neue Blutzellen.«

Ralf lächelt milde: »Das Knochenmark, meinst du. Das Rückenmark hat damit nichts zu schaffen. Wobei du ansonsten natürlich recht hast. Zwei Millionen rote Blutkörperchen entstehen jede Sekunde neu und ersetzen verbrauchte ältere. Wäre jedes ein Grashalm, könnte man mit denen, die an einem einzigen Tag neu gebildet werden, rund tausend Fußballfelder begrünen.«

»Sag ich doch«, entgegnet der Stöckemann trotzig. »Und das Immunsystem ist pausenlos auf der Suche nach fiesen Eindringlingen, um sie niederzumachen. Richtig?«

Ralf nickt. »Nicht nur das. In unseren Zellen laufen Tag und Nacht, also auch, wenn wir schlafen, Tausende von biochemischen Reaktionen ab. Und zwar gleichzeitig, das muss man sich mal vorstellen. Wenn ich allein nur an die Energieerzeugung, ich meine die Produktion von ATP, denke ... Und dann die vielen Hormone ...«

»Woher kennst du dich so gut aus?«, unterbreche ich ihn. »Bist du etwa Mediziner?«

Er nickt grinsend. »Landarzt. In einem Kaff auf der Schwäbischen Alb. Und das mit Leib und Seele.«

Und dann erfahre ich, dass er mit vollem Namen Dr. Ralf Hohmann heißt, Internist ist und trotz einer Quasi-rund-um-die-Uhr-Beanspruchung nichts anderes sein möchte als Landarzt. »Wenn mir der – entschuldige – Scheißbürokratismus auch schwer auf den Wecker geht«, fügt er hinzu. »Die vielen Stunden, die dafür draufgehen, würde ich viel lieber mit meinen Kindern verbringen.«

»Wie viele hast du denn?«

»Eine Tochter und zwei Söhne. Zum Glück hat meine Mutter Zeit, sich um die drei zu kümmern, solange ich hier bin.«

Offensichtlich hat Ralf also keine Frau. Warum, würde mich schon interessieren. Aber ich mag nicht fragen. Doch anscheinend sieht man mir meine Neugier deutlich an.

»Meine Frau ist bei einem Autounfall ums Leben gekommen«, murmelt er, und um seine Augen zuckt es verdächtig. »Vor drei Jahren. Weil irgend so ein hirnverbranntes Arschloch gemeint hat, er müsse vor einer Kurve unbedingt noch zwei Laster am Stück überholen. Der kam ihr plötzlich auf ihrer Seite entgegen. Sie hatte nicht den Hauch einer Chance.« Jetzt kullert ihm doch eine Träne die Wange hinab. »Das Auto war nur noch ein Schrotthaufen. Zum Glück war sie allein.«

»Das tut mir wirklich leid«, stammle ich. Was soll ich sonst auch sagen? »Wie alt sind denn deine Kinder?«

»Susanne ist neunzehn, Tobias siebzehn und Markus dreizehn.« Eine Weile blickt er versonnen ins Leere, dann wendet er sich wieder mir zu: »Und was machst du so?«

»Ich betreibe zusammen mit einem Partner eine Internetagentur.«

»Das heißt?«

»Wir basteln die Software für alle möglichen Webauftritte. Von relativ einfachen, etwa für kleine Firmen wie Einzelhändler oder Hotels, bis hin zu hoch komplizierten mit zig Verlinkungen, interaktiven Anteilen und Tausenden von Sonderfunktionen. Gerade sind wir schwer mit einem Großprojekt für einen Autobauer beschäftigt.«

»Klingt interessant«, sagt er. »Du heißt Wehler, richtig?«

»Ja, Peter Wehler. Woher weißt du ...?«

»Habe ich neulich gehört, als dich die blonde Physiotherapeutin aufgerufen hat.« Er lässt seinen Blick von oben bis unten über meinen Körper schweifen. »Ich schätze, wir sind etwa gleich alt.«

»Ich bin vierundfünfzig«, sage ich.

»Donnerwetter!« Er zieht überrascht die Augenbrauen hoch. »Dann hast du dich aber gut gehalten. Ich bin nämlich erst sechsundvierzig. Liegt vielleicht daran, dass du so schön schlank bist.« Er klopft sich mit der flachen Hand auf den mächtigen Bauch. »Was man von mir ja leider nicht behaupten kann. Ich muss unbedingt abnehmen. Hab nämlich ein neues Knie bekommen. Und das freut sich über jedes Kilo, das es weniger herumschleppen muss.«

»Auch ein Autounfall?«

»Nein, beim Fischen. Bin nämlich begeisterter Angler.«

»Beim Fischen? Das habe ich bislang eigentlich nicht zu den Risikosportarten gezählt.«

Er lacht kurz auf. »Ist es eigentlich auch nicht. Bin beim Runtersteigen zum Wasser über eine glitschige Böschung auf dem Bewuchs ausgerutscht und mit dem rechten Knie genau in einen schmalen Spalt zwischen zwei dicken Steinen geknallt. Totalschaden! Da war nichts zu reparieren. Aber zum Glück gibt's ja heute Ersatzteile von der Stange. Komme damit inzwischen schon ganz gut zurecht. Brauche nur noch einen Stock zum Abstützen beim Gehen. Hast du eigentlich auch Kinder?«

»Ja, drei, genau wie du. Allerdings lauter Töchter. Vierundzwanzig, einundzwanzig und dreizehn.«

Ralf lächelt sanft. »Aha, eine Nachzüglerin.«

»›Nesthäkchen‹ trifft die Sache besser«, seufze ich »Heißt Lisa und ist so was von verzogen. Wenn der nicht alles nach dem Kopf geht ...«

»Das kenne ich.« Ralfs Lächeln wird noch ein Stück breiter. »Und weshalb bist du hier?«

»Wirbelsäulenoperation«, sage ich. »Ist jetzt knapp fünf Wochen her. Wegen eines massiven Bandscheibenvorfalls.«

»Und? Alles gut überstanden?«

»Ich kann nicht klagen. Hab nur noch ziemliche Schmerzen hier unten seitlich am Rücken.« Dabei deute ich mit der Hand auf das Gebiet oberhalb der rechten Pobacke.

»Iliosakralgelenk«, erklärt Peter und streicht sich über den gepflegten dunklen Vollbart. »Ja, das kann ganz schön wehtun.«

»Wird schon mit der Zeit vergehen«, sage ich und staune, dass ein Mann mit so einem Bartwuchs eine derart spärliche Kopfbehaarung haben kann. »Meinen jedenfalls die Physiotherapeuten.«

»Hoffen wir's«, murmelt Ralf. »Ist gar nicht so selten, so was.«

Dann erzählt er mir von Fällen aus seiner Praxis, fragt mich, ob ich auch Software für Ärzte mache, und erzählt mit leuchtenden Augen, dass er, wann immer es seine Zeit erlaubt, mit Begeisterung angelt – »Fliegenfischen ist der Hammer«. Und ich erwidere, dass ich damit bedauerlicherweise gar nichts am Hut habe, dafür aber leidenschaftlich gern auf die Jagd gehe. Bald sind wir in eine derart angeregte Unterhaltung vertieft, dass ich die Gespräche der anderen Patienten im Raum nur noch als monotones Gebrabbel wahrnehme, von dem ich kein Wort verstehe.

Doch da höre ich plötzlich von irgendwoher meinen Namen. Jemand hat gerade »Peter Wehler« gesagt, da bin ich mir absolut sicher. Irritiert blicke ich mich um und erkenne ein paar Tische weiter Doris Wittmann-Kluge, eine auffallend dünne Frau mit schulterlangem kupferroten Haar, die mich vor ein paar Tagen wegen eines Computerproblems angesprochen hat. Ich hatte nicht den Schimmer einer Ahnung, woher sie wusste, dass ich auf dem Gebiet Fachmann bin, denn das versuche ich immer und unter allen Umständen geheim zu halten. Weil ich sonst vor lauter Bitten um Rat und Hilfe keine ruhige Minute mehr habe. Deshalb habe ich mich gerade auch insgeheim darüber geärgert, dass ich Ralf meinen Beruf verraten habe. Aber hätte ich ihn anlügen sollen? Jedenfalls wusste Doris, woher auch immer, genau Bescheid. Ich gab ihr den gewünschten Rat und bat sie inständig, meine diesbezügliche Qualifikation auf keinen Fall einem anderen Patienten gegenüber zu erwähnen. Was sie mir auch mit treuherzigem Augenaufschlag versprach.

Und was muss ich jetzt aus ihrem Mund hören? »Frag doch mal den Peter Wehler. Der kennt sich mit so was aus.« Dabei deutet sie zu allem Überfluss auch noch zu mir rüber.

Doch bevor ich mich so richtig aufregen kann, unterbricht Ralf meine zornigen Gedanken: »Das war jetzt gerade ein Paradebeispiel für das Cocktailparty-Phänomen.«

»Für was?«, frage ich und zwinge mich, meinen Blick von der dusseligen Doris weg- und wieder Ralf zuzuwenden.

»Cocktailparty-Phänomen. Weil man das bei Partys mit einer Menge Leute besonders eindrucksvoll beobachten kann. Jemand ist voll in ein Gespräch vertieft und für die Unterhaltungen um ihn herum praktisch taub. Und dann fällt irgendwo sein Name. Oder der seiner Frau, seiner Kinder oder von mir aus auch seines Hundes. Da wird er schlagartig hellhörig.«

»So wie ich jetzt gerade eben?«

»Genau. Und weißt du, woran das liegt?« Er wartet meine Antwort nicht ab. »Daran, dass unser Gehirn sämtliche Informationen, die es von den Sinnesorganen angeliefert bekommt, pausenlos daraufhin prüft, ob sie für uns gerade von Bedeutung sind. Nur die lässt es nämlich in unser Bewusstsein durch. Man geht davon aus, dass das vielleicht gerade mal ein bis zwei Prozent sind.«

Ich ziehe die Stirn kraus. »So wenig?«

Ralf nickt eifrig. »Eher noch weniger. Nehmen wir mal an, du fährst eine Straße entlang und kommst dabei an Hunderten von Autos vorbei. Rote Autos, blaue Autos, schwarze und weiße Autos. Meinst du, du könntest dann sagen, welche Farbe dasjenige hatte, das vor der Bäckerei stand? Kannst du natürlich nicht. Dein Gehirn hat das Aussehen dieses Autos so wie alles andere, was dein Seh-, Hör- und Geruchssinn aufgenommen haben, sehr wohl registriert. Aber eben als momentan unwichtig eingestuft und dein Bewusstsein damit verschont. Und das ist ja auch gut so.«

»Du meinst«, frage ich nachdenklich, »dass uns nur Informationen bewusst werden, die für uns gerade von Nutzen sind?«

»So könnte man sagen. Nur das erregt unsere Aufmerksamkeit, was unseren Erwartungen widerspricht, was bei uns eine Überraschung auslöst, was für uns neu oder kompliziert ist. Das gilt im Übrigen nicht nur für Sinneseindrücke. Denk doch mal ans Autofahren. Wenn du das neu lernst, musst du jede Aktion bewusst ausführen, musst etwa immer daran denken, beim Gangwechsel oder Anhalten auszukuppeln. Später, wenn du das Ganze beherrschst, betätigst du während einer längeren Tour möglicherweise mehrere Hundert Male Kupplung und Gangschaltung, ohne dass du dir darüber auch nur einen einzigen Gedanken machst. Bewusst wird dir die Schalterei erst, wenn vielleicht ein Gang klemmt oder die Kupp-

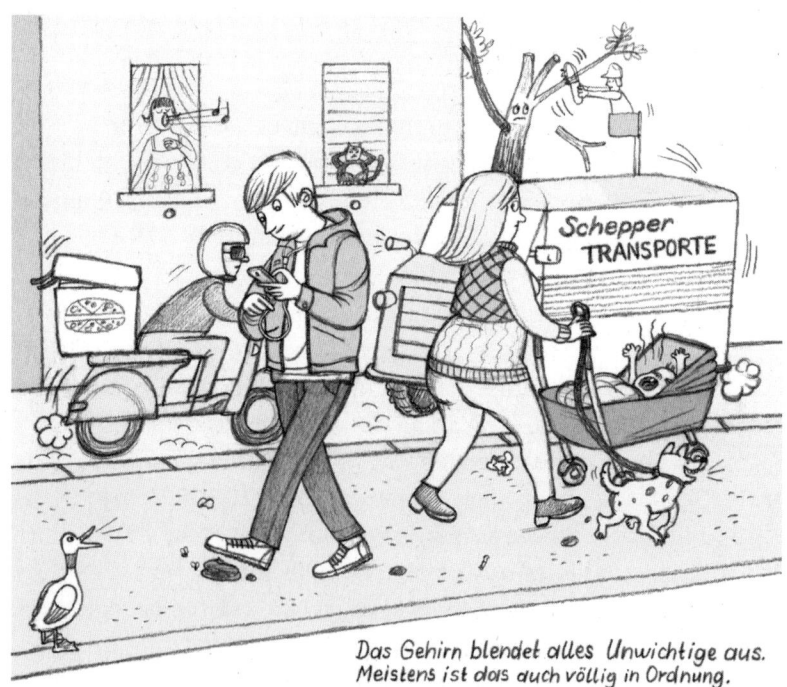

Das Gehirn blendet alles Unwichtige aus.
Meistens ist das auch völlig in Ordnung.

lung rutscht. Das hat den Riesenvorteil, dass du dich, solange alles funktioniert, mit deiner begrenzten geistigen Kapazität auf Wichtigeres konzentrieren kannst.« Er grinst breit. »Wobei du das mit der begrenzten geistigen Kapazität bitte nicht persönlich nimmst.«

»Natürlich nicht. Ist ja hoch spannend.«

Inzwischen ist Doris mit ihren Krücken zu uns an den Tisch gehumpelt und hat uns interessiert zugehört. »Das stimmt«, schaltet sie sich jetzt ein und rückt dabei ihre Brille zurecht. »Als wir noch keine Kinder hatten, haben mein Mann und ich ganz in der Nähe einer viel befahrenen Bahnlinie gewohnt. Rund um die Uhr ein Zug nach dem anderen. Tag und Nacht jede Menge Krach. Daran haben wir uns so gewöhnt, dass wir das permanente Geratter gar nicht mehr wahrgenommen haben. Man glaubt es nicht, aber wir haben dabei sogar tief und fest geschlafen. Dann kam das Kind. Und damit war es mit der Nachtruhe vorbei. Das Baby musste nur leise ›Bäh!‹ machen, schon waren wir hellwach. Obwohl das ›Bäh!‹ im Vergleich zu dem Eisenbahnlärm wirklich kaum zu hören war.«

Ralf nickt bestätigend. »Das Babygeräusch war für euch Eltern eben eminent wichtig. Hätte ja sein können, dass dem Kleinen etwas fehlt, dass es dringend eure Hilfe braucht. Dagegen konnten euch die Züge total schnuppe sein. Das wusste euer Gehirn gewissermaßen. Ist das nicht genial?«

Doris und ich stimmen nachdenklich nickend zu. Die Gesprächspause nutze ich, um Ralf Doris vorzustellen: »Ralf, das ist Doris Wittmann-Kluge. Sie ist Lehrerin – Chemie und Bio, glaube ich – und schon eine ganze Weile hier. Eine überaus verschwiegene Person.« Dabei sehe ich Doris mit hochgezogenen Augenbrauen vorwurfsvoll an.

Sie scheint sofort zu verstehen, worauf ich hinauswill. Und prompt überzieht sich ihr Gesicht mit einer durchdringenden Röte, die der Farbe ihrer kinnlangen Haare kaum nachsteht. »Tut mir leid«, wispert sie kaum hörbar.

Ich winke mit genervtem Augenaufschlag ab. »Schon passiert.«

»Und weswegen bist du hier?«, unterbricht Ralf den unerfreulichen Wortwechsel. »Haben dir deine Schüler ein Bein gestellt?«

»Umstellungsosteotomie«, antwortet sie und weicht dabei geradezu krampfhaft meinem Blick aus. »Wegen einer zunehmenden Kniegelenksarthrose.«

Ralf nickt bedächtig. »Hab mir schon so was gedacht. Wann war das?«

»Morgen werden es drei Wochen.«

»Darf man fragen, was das ist, so ein Umstellungsdingsbums?«, erkundige ich mich.

»Klar«, sagt Doris und fingert dabei an ihrer Brille herum. »Eine Operation, bei der die Beinachse korrigiert wird, um das Knie zu entlasten.«

Darunter kann ich mir zwar, ehrlich gesagt, nicht allzu viel vorstellen, frage aber nicht weiter nach und brumme nur leise: »Aha.«

Warum wir wissen, wo uns der Kopf steht

Jeden Nachmittag, so etwa ab 16 Uhr, können wir uns im Sekretariat der Klinik den Übungsplan für den nächsten Tag ausdrucken lassen. Der ist logischerweise von Patient zu Patient, je nach zugrunde liegendem Leiden, verschieden. Doch einen Programmpunkt haben wir alle gemeinsam: Wir müssen uns eine volle Stunde an den diversen Kraft- und Bewegungsgeräten in der »Muckibude« abmühen. Wobei die Übungen, die wir während dieser Stunde zu erledigen haben, natürlich wieder individuell unterschiedlich sind.

Ich steige gerade die Treppe zu dem großen Saal mit den Foltermaschinen hoch, als mir Ralf entgegenkommt. Sein Gesicht glänzt von Schweiß, sein T-Shirt könnte man auswringen.

»Sieht aus, als hättest du dich ganz schön verausgabt«, begrüße ich ihn.

Er nickt. »Tut mir ja im Grunde gut. An Bewegung hapert es bei mir nämlich ganz entschieden.«

»Geht mir, ehrlich gesagt, genauso«, murmle ich schuldbewusst. »Was aber nicht heißt, dass ich an den Foltermaschinen auch nur den Hauch von Spaß habe. Am meisten hasse ich das blöde Laufband zum Aufwärmen. Eine Viertelstunde stumpfsinnig vor mich hin zu traben, finde ich so was von öde. Alle paar Sekunden schaue ich auf die Uhr, aber du weißt ja selbst, wie das ist: Je mehr man sich wünscht, der nervtötende Scheiß wäre endlich vorbei, desto mehr zieht er sich in die Länge.«

Ralf grinst breit. »Ging mir bis letzte Woche genauso. Aber seit ich mir zu jeder Gerätestunde ein Buch mitbringe und beim Laufen darin lese, vergeht die Zeit viel schneller. Solltest du auch mal probieren.«

»Du willst mich verarschen«, entfährt es mir. »Man kann doch nicht beim Joggen lesen. Wenn der Kopf ständig auf- und abhüpft, kann man doch keinen einzigen Buchstaben erkennen.«

»Glaubst du?«, erwidert er. »Dann will ich dir mal was zeigen.« Damit verschwindet er im Ruheraum nebenan und kommt gleich darauf mit einer Illustrierten in der Hand zurück. »Du hast doch einen Moment, oder?«

»Und ob. Die Quälerei fängt noch früh genug an.«

Er legt die Zeitschrift vor mir auf ein kleines Tischchen am Treppenabsatz. »Kannst du lesen, was da steht?«

Was soll das jetzt werden?, denke ich. Selbstverständlich kann ich das lesen. Und das sage ich ihm auch.

Er nickt wortlos, dann fasst er die Illustrierte am Rand und beginnt, sie rasch hin und her und auf und ab zu bewegen. »Und jetzt?«

»Keine Chance«, sage ich. Wie ich es nicht anders erwartet habe, verschwimmen die Buchstaben vor meinen Augen zu einem einheitlichen Brei. »Ich kann beim besten Willen kein einziges Wort entziffern.«

Wieder nickt er. »Klar. Aber jetzt kommt der Gag. Du wirst staunen.« Damit beendet er das Hin- und Hergeschiebe und fordert mich auf, stattdessen meinen Kopf in alle Richtungen zu bewegen.

Ich tu, was er verlangt – und traue meinen Augen nicht. Während ich ruckartig mit dem Kopf hin und her und auf und ab zucke, habe ich nicht die geringste Mühe, das Gedruckte zu lesen. Obwohl doch die relative Bewegung zwischen den Wörtern und meinen Augen exakt dieselbe ist wie vorher.

»Krass!«, entfährt es mir.

»Nicht wahr?« Ralfs Grinsen wird noch erheblich breiter. »Soll ich dir's erklären?«

Ich werfe einen Blick auf meine Armbanduhr. »Keine Zeit mehr. Aber nachher, beim Mittagessen, werde ich deinen Worten mit Interesse lauschen.«

»Okay, bis dann.« Damit verlässt er mich und steigt leise vor sich hin pfeifend die Treppe hinunter. Der Triumphmarsch aus *Aida*, wenn mich nicht alles täuscht.

Während ich gleich darauf mit genervtem Gesichtsausdruck auf dem Laufband vor mich hin trabe, denke ich über das nach, was ich soeben erlebt habe. Und da fällt mir ein, dass ich ja meine Armbanduhr beim Laufen auch jederzeit problemlos ablesen kann. Ich stoppe das Band kurz und bewege meinen Arm zügig vor meinem Gesicht hin und her und auf und ab. Wie erwartet, habe ich keine Chance, die Uhrzeit abzulesen. Dann setze ich das Gerät wieder in Bewegung und schwanke diesmal bewusst beim Laufen hin und her wie ein Betrunkener, wobei ich zudem noch heftig mit dem Kopf wackle. Und was soll ich sagen? Trotz meines Gezappels habe ich nicht die geringste Mühe, Zifferblatt und Zeiger klar und deutlich zu erkennen. Ich denke intensiv über den scheinbaren Widerspruch nach, doch sosehr ich mir auch den Kopf zerbreche, mir fällt keine plausible Erklärung ein. Na ja, in zwei Stunden ist Mittagspause, da wird Ralf mich schon aufklären.

»Na?«, meint er aufmunternd, während wir nebeneinander vor der Essensausgabe warten und er die Frau hinter dem Tresen um eine extragroße Portion Schnitzel und Kartoffelsalat bittet. »Ist dir eine schlüssige Erklärung eingefallen?«

Ich schüttle den Kopf, gemeinsam marschieren wir zu unseren Plätzen und wünschen uns gegenseitig und den übrigen Tischnachbarn guten Appetit. Dann, in den Pausen zwischen den einzelnen Bissen, doziert er: »Verantwortlich für das verblüffende Phänomen ist der sogenannte vestibulo-okuläre Reflex.«

»Muss man den kennen?«, frage ich kauend.

»Den Namen sicher nicht. Aber dass es ihn gibt, eigentlich schon. Der erlaubt uns nämlich zum Beispiel, in einem heftig ruckelnden Zug zu lesen und sogar beim Joggen den Text einer Mail auf unserem Smartphone zu entziffern. Und weißt du, warum? Weil das Bild, das

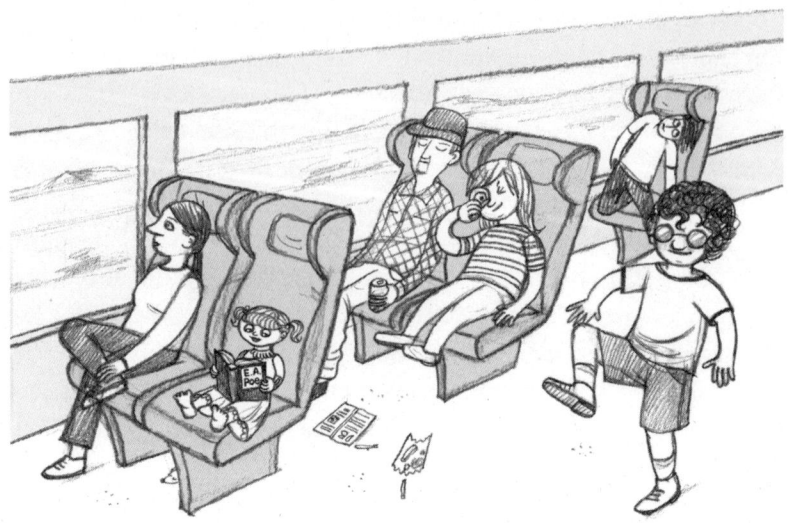

Trotzdem bleibt alles senkrecht und lesbar.

wir sehen, so wie alle anderen Sinnesempfindungen nicht in unseren Augen entsteht, sondern in unserem Gehirn. In diesem Fall im Sehzentrum im Hinterhauptslappen. Deswegen kann übrigens auch ein Schlaganfallpatient, bei dem dieser Gehirnteil zerstört ist, nichts mehr erkennen. Selbst wenn er Augen wie ein Adler hat. Aber zurück zu unserem Kopfgewackle. Der Witz ist, dass besagtes Zentrum bei der Bilderzeugung nicht nur die vom Sehnerv übermittelten optischen Eindrücke verarbeitet, sondern auch Signale anderer Sinnesorgane berücksichtigt.«

»Das heißt?«

»In diesem Fall geht es um Meldungen unseres Gleichgewichtsorgans. Das registriert nämlich, auch wenn wir davon nicht das Geringste mitbekommen, höchst penibel jede einzelne Drehung und Neigung unseres Kopfes und übermittelt permanent entsprechende Nervenimpulse an das Sehzentrum. Woraufhin das seinerseits unverzüglich Befehle an die sechs Muskeln schickt, die am Augapfel ansetzen: ›Sofort Ausgleichsbewegungen veranlassen!‹«

»Ist ja interessant«, brumme ich mit vollem Mund. »Heißt das, dass unsere Augen, während wir im Zug vergnügt lesen oder eben auf dem Laufband schwitzen, die ganze Zeit damit beschäftigt sind, das Bild der Buchstaben auf der Netzhaut stabil zu halten?«

Ralf strahlt mich an. »Genau das. Augenärzte und Neurologen sprechen hier vom Puppenkopf-Phänomen.«

»Was hat das denn mit einem Puppenkopf zu tun?«

»Nun ja, der Effekt tritt, natürlich längst nicht so fein ausbalanciert, auch bei einer starren Puppe mit beweglichen Augen auf. Wobei das natürlich allein an der Trägheit der Glasaugen liegt, die der raschen Kopfbewegung nicht folgen können.«

»Ah so. Verstehe.«

»Der vestibulo-okuläre Reflex«, fährt Ralf fort und beginnt dabei, mit sichtlichem Vergnügen das dritte Schnitzel zu zerteilen, »sorgt übrigens auch dafür, dass wir mit zur Seite geneigtem Kopf nicht alles schräg sehen. Ist dir das überhaupt schon mal aufgefallen?«

Ich denke kurz nach und kippe meinen Kopf leicht nach links. »Glaube nicht. Aber jetzt, wo du's sagst ...«

»Ja, auch wenn wir unseren Kopf schief halten, bleiben alle senkrechten Linien senkrecht: Am Bildeindruck ändert sich nichts. Weil das Sehzentrum nämlich – wieder, ohne dass wir das irgendwie merken – blitzartig auf die Meldungen des Gleichgewichtsorgans reagiert, die ihm Richtung und Ausmaß der Kopfhaltung mitteilen, und das erzeugte Bild entsprechend korrigiert.«

Ich neige den Kopf probeweise so weit nach rechts, bis meine Augen nicht mehr neben-, sondern übereinanderstehen. Ralf hat recht: Was vorher senkrecht war, bleibt es auch. »Verblüffend!«, stoße ich hervor. »Darüber habe ich bisher überhaupt noch nicht nachgedacht.«

»Siehste«, sagt Ralf mit unüberhörbarem Triumph in der Stimme. »Das klappt sogar bei ausgesprochen schnellen Bewegungen: Selbst wenn du deinen Kopf, während du gerade etwas betrachtest, ganz plötzlich zur Seite kippst, fällt das Bild nicht um, sondern bleibt vollkommen unbeeindruckt aufrecht stehen.«

»Wahnsinn!«, entfährt es mir. »Dann ist dieser komische Reflex für unser Auge also so eine Art Bildstabilisator. Kannte ich bisher nur von teuren Kameras.«

Ralf schluckt geräuschvoll. »So könnte man's nennen. Und weil das Ganze bei bestimmten Krankheiten nicht mehr richtig funktioniert – zum Beispiel, wenn das Gleichgewichtsorgan falsche Signale an den Hirnstamm sendet –, nutzen Ärzte den vestibulo-okulären Reflex dazu, solche Störungen frühzeitig zu erkennen.«

»Faszinierend.«

»In der Tat«, bestätigt Ralf. »Und das Erstaunlichste an der Sache ist eigentlich, dass wir uns über derart geniale Leistungen unseres Körpers normalerweise überhaupt keine Gedanken machen.« Er hält kurz inne, trinkt einen Schluck Wasser und fährt dann fort: »Weil wir gerade beim Gleichgewichtssinn sind: Ist dir schon mal aufgefallen, dass man in einem fahrenden Zug, wenn man die Augen zumacht, nicht sagen kann, in welche Richtung der fährt? Ich meine, ob man in Fahrtrichtung sitzt oder entgegen?«

»Kann man nicht?«, frage ich zweifelnd. »Ich habe nämlich immer Angst, dass es mir beim Fahren, wenn ich sozusagen rückwärts schaue, schlecht werden könnte.«

»Das ist durchaus möglich. Aber nur, wenn du die Augen offen lässt.«

»Und wenn ich sie schließe? Dann merke ich nicht mehr, wie rum ich sitze?«

»Nein, völlig ausgeschlossen. Und zwar deshalb, weil die Sinneszellen unseres Gleichgewichtsorgans ...« Er hält kurz inne und sieht mich prüfend an. »Weißt du eigentlich, wo das sitzt?«

Ja, das weiß ich, freue ich mich, ohne mir meinen Triumph anmerken zu lassen. Über derlei Dinge kam nämlich neulich erst eine interessante Sendung im Fernsehen. »Aber selbstverständlich. Im Innenohr.«

»Ganz genau«, lobt Ralf. »Respekt. Das ist nämlich ein hoch kompliziertes Gebilde. Da ist es vom lieben Gott schon sehr weise eingerichtet, dass er es so gut geschützt im knöchernen Schädel verpackt hat. Aber zurück zu der Fahrtrichtung: Dazu muss man wissen, dass die Sinneszellen des Gleichgewichtsorgans ausschließlich auf Bewegungsänderungen, also auf Beschleunigungen, Verzögerungen und Kurven reagieren, dagegen überhaupt nicht auf gleichförmige Bewegungen. Die können wir nur mit dem Auge erkennen. Würde der Zug vollkommen erschütterungsfrei fahren, könnten wir mit geschlossenen Augen nicht einmal sagen, ob wir überhaupt in Bewegung sind.«

»Darüber habe ich mir, ehrlich gesagt, auch noch nie Gedanken gemacht. Aber beim Zugfahren habe ich ja in der Regel beide Augen offen, da sehe ich ja, wohin die Reise geht.«

»Richtig«, bestätigt Ralf. »Und nimmst dabei, wenn du entgegen der Fahrtrichtung sitzt, notgedrungen in Kauf, dass dir vielleicht schlecht wird. Aber das hatten wir ja schon.« Er kratzt sich versonnen den Bart. »Eng mit dem Gleichgewicht hängt übrigens noch ein anderer Sinn zusammen, den man oft neben Sehen, Hören, Fühlen, Riechen und Schmecken als den sechsten bezeichnet. Über den machen sich die meisten Menschen aber noch weniger Gedanken als über das, worüber wir gerade gesprochen haben. Dabei ist er für uns mindestens genauso wichtig wie die anderen fünf. Wenn nicht sogar noch wichtiger.«

»Offenbar gehöre ich auch zu diesen Ignoranten«, murmle ich. »Erklär doch mal.«

Er nickt bedächtig. »Mach mal die Augen zu.«

Ich gehorche.

»Streck jetzt deinen rechten Arm zur Seite und versuch dann, mit dem Zeigefinger der rechten Hand deine Nasenspitze zu treffen.«

»Kein Problem«, sage ich großspurig und schaffe es tatsächlich mühelos, den Finger auch ohne Sichtkontakt genau an der richtigen Stelle zu platzieren.

»Jetzt geh mal ein Stück geradeaus und mache dann eine Rechtskurve.«

Auch das gelingt mir ohne jegliche Anstrengung.

»Okay. Dann mach mal mit dem rechten Bein einen großen Aus-
fallschritt nach vorne und sage mir, wo sich dein linker Fuß befindet.«
Ich folge seiner Anordnung. »Kann es sein, dass du mich für blöd
hältst? Der Fuß steht natürlich links hinten.«

»Platt auf dem Boden oder auf Zehenspitzen?«

»Auf Zehenspitzen.«

»Woher weißt du das so genau? Du hast doch die Augen zu.«
Ich zucke mit den Schultern. »Das spüre ich einfach.«

»Ganz richtig, das spürst du. Und genau dieses Gespür ermöglicht
dir besagter sechster Sinn. Man nennt ihn Tiefensensibilität oder mit
dem Fachausdruck Propriozeption.«

Inzwischen habe ich die Augen wieder geöffnet. »Erklär mal ein
bisschen genauer.«

»Nun, dass wir stets, und zwar auch in absoluter Dunkelheit oder
mit geschlossenen Augen, wissen, wo sich unsere Hände und Füße
gerade befinden, ob und in welche Richtung wir sie bewegen, ob wir
beim Gehen, etwa bergauf, mehr Kraft als sonst aufwenden müssen,
was unterdessen unser Kopf macht, ob er geradeaus, zur Seite oder
nach unten gerichtet ist, all das übermittelt uns dieser Sinn. Er informiert uns auch im Bett pausenlos, ob wir gerade auf der rechten
oder linken Seite liegen, ob wir dabei die Beine angewinkelt und vielleicht eine Hand unter das Kopfkissen geschoben haben. Und wenn
wir uns aufsetzen, können wir das auch in absoluter Finsternis tun,
ohne Angst haben zu müssen, aus dem Bett zu purzeln. Selbst wenn
dir – warum auch immer – danach wäre, im Dunkeln Liegestütze zu
machen, hättest du auch damit keinerlei Probleme.« Er grinst mich
breit an. »Ich meine, zumindest was die Orientierung betrifft.«

»Schon wieder etwas, über das ich mir noch nie Gedanken gemacht habe«, bekenne ich freimütig und beschließe, die Anspielung
auf meine mangelnde körperliche Fitness nicht zu kommentieren.
»Allmählich komme ich mir ganz schön dämlich vor.«

»Musst du nicht. Weil du damit, wie gesagt, ganz und gar nicht allein bist. Dabei könnten wir ohne Tiefensensibilität nicht leben oder

uns zumindest nicht sinnvoll bewegen. Das Ganze beruht darauf, dass überall in unseren Muskeln, Sehnen, Bändern und Gelenken winzige Sensoren sitzen, die permanent, Tag und Nacht, den Spannungszustand dieser Strukturen messen und ans Gehirn melden. Mit dem Fachausdruck nennt man die Dinger Propriozeptoren, was so viel bedeutet wie ›eigene Reizaufnehmer‹, weil sie eben auf Veränderungen unserer eigenen Körperbestandteile reagieren. Und zwar pausenlos, sehr schnell und überaus präzise. Aus den Unmengen von Signalen, die die Dinger unablässig an das Gehirn senden, leitet dieses dann Entscheidungen über eventuell erforderliche Positionsänderungen ab, sendet entsprechende Befehle an die Muskeln und kontrolliert deren Tätigkeit. Das heißt, es stellt sicher, dass sie hinsichtlich Richtung und Ausmaß exakt die richtigen Bewegungen ausführen und nicht übertreiben. Das Ganze ist ein überaus fein abgestimmtes Rückkopplungssystem.«

»Und davon spüren wir nichts?«, frage ich ungläubig.

Ralf schüttelt den Kopf. »In der Regel nicht das Geringste. Nur bei größeren, plötzlich erforderlichen Lagekorrekturen löst die Tiefenwahrnehmung bewusste Empfindungen aus, ansonsten arbeitet sie still vor sich hin, ohne dass wir davon etwas mitbekommen. So korrigieren wir täglich Tausende Male die Position unseres Kopfes, passen die Anspannung der Rückenmuskeln den jeweiligen Erfordernissen an und belasten, etwa wenn wir über einen unebenen Boden gehen, ein Bein kurzzeitig mehr als das andere. Alles vollkommen unbewusst.«

»Krass!«, entfährt es mir. »Faszinierend, was so alles in unserem Körper ...«

Ralf unterbricht mich: »Wobei das mit dem Nichtspüren nur gilt, solange du nüchtern bist. Hast du dagegen zu viel gepichelt, kriegst du die Arbeit des sechsten Sinnes durchaus mit. Oder besser gesagt: dessen Beeinträchtigung bis hin zum totalen Funktionsausfall. Denn Alkohol stört das empfindliche, aber ansonsten erstaunlich robuste System massiv. Bist du betrunken, kannst du nicht mehr auf einer ge-

27

raden Linie gehen oder zielst mit deinem Finger an der Nase vorbei. Je nach konsumierter Alkoholmenge torkelst du mehr oder minder hin und her, gerätst schon beim Stehen aus dem Gleichgewicht oder schätzt den Abstand deiner Füße vom Boden falsch ein und knallst der Länge nach hin.«

»Ja, ja, die verderbliche Wirkung des Alkohols«, murmle ich versonnen, um dann lauter hinzuzufügen: »Zum Glück müssen wir uns über unser propriozeptives System hier in der Reha ja keine Gedanken machen. Alkohol gibt's hier ja nicht. Aber beim Stichwort Gleichgewicht beziehungsweise Torkeln fällt mir noch etwas anderes ein, was ich bisher noch nie so richtig kapiert habe.«

»Und das wäre?«

»Warum uns auf einem Schiff in rauer See so verdammt übel wird. Vor knapp zwei Jahren bin ich mal mit der Fähre von Cuxhaven nach Helgoland gefahren. Da waren die Wellen gar nicht mal so furchtbar hoch, aber ich habe gekotzt wie ein Reiher. Hab gedacht, ich geh drauf.«

»Ja, so eine Seekrankheit ist echt übel«, betätigt Ralf. »Hab das selbst einmal auf einer Schiffsreise von Livorno nach Bastia auf Korsika erlebt. Volle zwei Tage hab ich anschließend gebraucht, bis ich wieder fit war. Die Ursache liegt in einer Verwirrung des Gleichgewichtssinnes. Der funktioniert nämlich nur einwandfrei, wenn die von den unterschiedlichen Sinnen im Gehirn ankommenden Signale ein stimmiges Bild geben. Und genau das ist auf einem stark bewegten Schiff nicht der Fall. Die Augen finden keinen festen Punkt, das Gleichgewichtsorgan mit seinen Bogengängen und Vorhofsäckchen im Innenohr liefert permanent neue, sich teils sogar widersprechende Meldungen, während die Tiefensensoren in Muskeln und Gelenken übermitteln: Alles paletti, du stehst fest auf dem Boden und bewegst dich überhaupt nicht. Das ist für das zuständige Gehirnzentrum einfach zu viel des Guten, es gelingt ihm nicht, ein einheitliches, kohärentes Gesamtbild zu erzeugen, und der daraus resultierende Verarbeitungskonflikt aktiviert – möglicherweise, weil das Gehirn eine Vergiftung befürchtet und das vermeintliche Toxin schleunigst loswerden will – das Brechzentrum. Dem Betroffenen wird übel, ihm ist schwindelig und er muss sich heftig übergeben. Im Extremfall wird er völlig apathisch und sein Kreislauf bricht zusammen. Das kommt allerdings sehr selten vor.«

»Zum Glück«, sage ich. »Habe ich übrigens recht, wenn ich vermute, dass der Übelkeit, die einen befällt, wenn man beim Autofahren liest, derselbe Mechanismus zugrunde liegt?«

Ralf nickt. »Genau. Wobei damit durchaus nicht jeder Probleme hat. Das liegt daran, dass das Auge, das ja von den Muskeln starr auf die Buchstaben fixiert ist, dem Gehirn permanent einen Zustand völliger Ruhe signalisiert, während das Gleichgewichtsorgan und das propriozeptive System – besonders wenn das Auto oft bremst und beschleunigt oder auf schlechter Straße auf- und abruckelt – ununterbrochen in Action sind. Dieser Widerspruch löst – ähnlich wie bei der Seekrankheit – ein Gefühl totaler Unsicherheit bis hin zu regelrechter Übelkeit aus.«

»Blöd, dass das nicht bei jedem so ist«, sage ich grinsend.

»Warum das?«

»Weil Lisa dann beim Autofahren nicht pausenlos auf ihr Smartphone glotzen würde. Dann könnte man sich mit ihr vielleicht sogar halbwegs vernünftig unterhalten.«

Warum Schmerzen ein Gedächtnis haben

»Na, geht's dir wieder besser?«, frage ich Malia, als sie mir am späten Vormittag auf meinem Weg zur Rückengymnastik mit ihren Krücken entgegenhumpelt.

Mit vollem Namen heißt sie Malia Mokambo und ist mit 27 die jüngste Patientin in der Rehaklinik. Ihre Haut ist haselnussbraun, was kein Wunder ist, stammt ihr Vater doch aus Ghana, während die Mutter Deutsche ist. Sie selbst ist in einer kleinen Stadt in Süddeutschland geboren und aufgewachsen, hat noch vier Geschwister und arbeitet als pharmazeutisch-technische Angestellte in einer kleinen Apotheke. Nebenbei besucht sie das Abendgymnasium, um ihr Abitur nachzuholen. Anschließend will sie Pharmazie studieren. Doch vor sechs Wochen hatte sie einen schweren Autounfall, bei dem sie sich neben inneren Verletzungen mehrere, zum Teil komplizierte Knochenbrüche zugezogen hat. Das hat ihren Plänen einen schweren Dämpfer versetzt, denn sie muss sich jetzt nicht nur beim Laufen auf Krücken stützen, sondern wohl noch ein Jahr länger auf den ersehnten Schulabschluss warten. Immerhin hat sie jetzt eine Menge Zeit, und die nutzt sie, um geradezu verbissen Englisch, Spanisch und Mathe zu büffeln. Denn obwohl Englisch in Ghana die Amtssprache ist, spricht ihr Vater wie viele seiner Landsleute einen ganz eigenen Dialekt und Englisch nur sehr gebrochen, sodass er seiner Tochter beim Lernen kaum behilflich sein kann. Ich weiß das alles so genau, weil Malia neben Ralf, Doris und mir die Vierte am täglichen Esstisch ist. Doch heute Morgen, beim Frühstück, ist ihr Platz leer. Doris zufolge, die ihr beim Weg in den Speisesaal kurz begegnet ist, hatte sie in der

Nacht derart heftige Zahnschmerzen, dass sie am Morgen ohne Essen und Trinken sofort zum nächsten Zahnarzt geeilt ist.

Sie strahlt mich aus ihren großen dunklen Augen an. »Ja, danke. Alles gut.«

»Prima.«

»Wobei ich allerdings nicht kapiere, wie der Arzt den schuldigen Zahn rausgefunden hat. Ich konnte nur angeben, meine rechte Seite täte höllisch weh, hatte aber keine Ahnung, welcher Zahn dafür verantwortlich war. Er hat dann der Reihe nach an jeden einzelnen etwas Kaltes gehalten und mich gefragt, ob ich etwas spüre. *Und ob* ich das getan habe! Bis er einen oberen Backenzahn getestet hat, der auf die Kälte überhaupt nicht reagierte. Da hat er gemeint: ›Aha, da haben wir vermutlich den Übeltäter‹. Sicherheitshalber hat er dann noch eine Röntgenaufnahme gemacht, die seinen Verdacht anscheinend bestätigt hat. Also ehrlich, ich begreife das nicht. Warum soll mir denn ausgerechnet der einzige Zahn wehtun, der nicht auf Kälte reagiert, bei dem der Nerv also offensichtlich abgestorben ist? Wie kann einen ein toter Zahn derart piesacken?«

Ich zucke mit den Schultern. »Keine Ahnung. Klingt in der Tat merkwürdig. Was hat der Zahnarzt denn getan, um dir zu helfen?«

»Er hat den Zahn aufgebohrt.«

»Auweia! Da hast du dir doch hoffentlich eine Spritze geben lassen.«

»Nein, das war ja nicht nötig. Der Zahn war doch tot. Ich habe beim Bohren nicht mehr als eine leichte Erschütterung gespürt.«

»Krass! Und wie geht es jetzt weiter?«

»Er hat gemeint, er will versuchen, den Zahn mit einer Wurzelbehandlung zu retten. Ob das gelingt, kann er allerdings nicht versprechen.«

»Wurzelbehandlung klingt gefährlich. Aber, ehrlich gesagt, ich habe keine Ahnung. Am besten, wir fragen heute Mittag mal den Ralf. Vielleicht kennt der sich ja auch mit Zähnen aus.«

So machen wir's dann auch. Und erstaunlicherweise kann Ralf uns tatsächlich weiterhelfen: »Als Landarzt muss man sich in sämtlichen Bereichen der Medizin auskennen. Zumindest in groben Zügen«, erklärt er, während er sorgfältig seinen Schweinebraten in mundgerechte Stücke teilt. »Sogar über die Zähne muss man halbwegs Bescheid wissen. Nein, im Ernst, ich habe mich das in einer ähnlichen Situation auch schon mal gefragt. Und da ich mit meinem Zahnarzt persönlich befreundet bin, habe ich ihn mal bei irgendeinem Dorffest gebeten, mir die Sache kurz zu erklären.« Er taucht ein Stück Kloß in die dunkelbraune Soße und schiebt es sich anschließend sichtlich vergnügt in den Mund.

Nachdem er geschluckt hat, fährt er fort: »Also, die Sache ist die: Der Grund des Missverständnisses liegt darin, dass ein Zahn dann tot ist, wenn in seinem Inneren das Geflecht aus Nerven und Blutgefäßen, die sogenannte Pulpa, abgestorben ist. Dann reagiert er nicht mehr auf Kälte, und wenn der Zahnarzt den Bohrer ansetzt, ist logischerweise nichts zu spüren. Doch die tote Pulpa stellt einen idealen Nährboden für Bakterien dar, die sich darin ungehemmt vermehren und das Gewebe schließlich faulig zersetzen. Man nennt das Gangrän. Das wäre im Grunde nicht weiter schlimm, hätte der Zahn nicht an der Wurzelspitze ein kleines Loch, durch das Nerven und Blutgefäße ein- beziehungsweise austreten. Das stellt nämlich für die Bakterien ein offenes Tor dar, durch das sie in den umgebenden Kieferknochen vordringen. Dieser wehrt sich gegen den Ansturm der Mikroben mit einer massiven Abwehrreaktion, einer Entzündung, in deren Verlauf das Knochengewebe um die Wurzelspitze sogar eitrig einschmelzen kann. In einem solchen Fall sagt man umgangssprachlich: ›Der Zahn sitzt auf Eiter.‹ Und eine solche Knochenentzündung an der Wurzelspitze verursacht nicht selten derart starke, heftig klopfende und in den ganzen Kopf ausstrahlende Schmerzen, dass für den armen Betroffenen an Nachtschlaf beim besten Willen nicht zu denken ist. Kurz: Nicht der Zahn selbst tut weh, sondern der umgebende, massiv entzündete Knochen. Und zwar vor allem deshalb, weil sich im Zuge der Entzündung Gase bilden, die nicht rauskönnen und einen mächtigen Druck aufbauen. Deshalb auch das Aufbohren. Das ermöglicht den entzündlichen Produkten, über den Zahn zu entweichen – und weg ist der Schmerz.«

»Ich glaub, ich hab's kapiert«, sagt Malia. »Tatsächlich geht's mir jetzt wieder voll gut. Und warum man nun eine Wurzelbehandlung machen muss, ist mir erst mal egal. Das soll mir der Zahnarzt erklären.«

Ralf nickt mit vollem Mund. »Da wäre ich auch überfordert«, nuschelt er, dann schluckt er und spült mit reichlich Mineralwasser nach.

Beim Abendessen treffe ich Malia wieder.

»Ist schon verblüffend«, erklärt sie, während sie eine Tomate in acht exakt gleich große Stücke zerteilt, »wie einen ein derart minimaler Eingriff wie das Aufbohren eines Zahnes ruckzuck von tierischen Schmerzen befreien kann. Die letzte Nacht war die Hölle.«

»Was hast du denn unternommen, um dir wenigstens ein bisschen Erleichterung zu verschaffen?«, fragt Doris. »Hoffentlich hattest du ausreichend Schmerztabletten.«

»Ja, hatte ich«, antwortet Malia und spießt sich einen vorher akkurat ringsum gesalzenen und gepfefferten Tomatenschnitz in den Mund. »Aber irgendwo habe ich mal gelesen, dass es bei einem

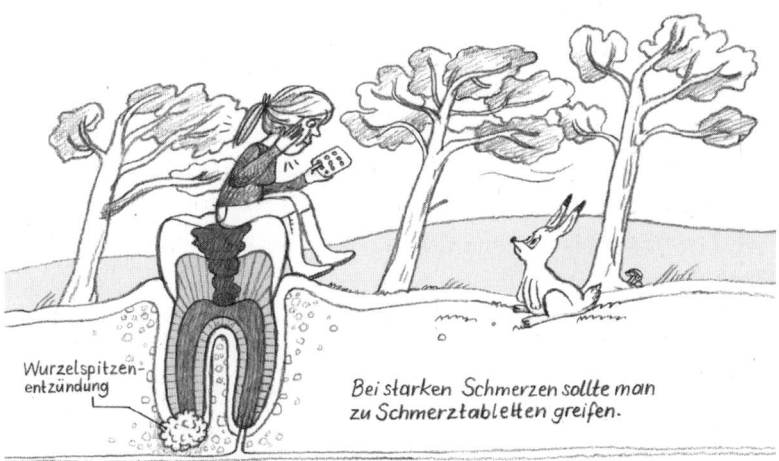

Wurzelspitzen-
entzündung

Bei starken Schmerzen sollte man
zu Schmerztabletten greifen.

Toter Zahn mit Entzündung

schmerzenden Zahn helfen kann, die Wange an die kalte Wand zu pressen. Aber das hat wenig gebracht. Wirksamer war da schon, die rechte Mundseite immer wieder mit kaltem Wasser auszuspülen.«

»Ist klar«, mischt sich Ralf ein. »Durch die Kälte zieht sich der entzündliche Bereich ein bisschen zusammen. Folge: Der Druck lässt nach. Aber was ist mit Schmerztabletten?«

»Als es ganz schlimm wurde, habe ich eine geschluckt.«

»Eine?« Doris legt die Stirn in ungläubige Falten. »Warum nur eine? Die kann doch unmöglich ausgereicht haben.«

Malia schüttelt langsam den Kopf. »Ganz weg waren die Schmerzen damit natürlich nicht. Aber ein bisschen erträglicher sind sie schon geworden.«

Jetzt ist es Ralf, der den Kopf schüttelt, diesmal aber schnell und energisch. »Also, Malia, als angehende Apothekerin solltest du es eigentlich besser wissen. Zumal du ja sicher frei verkäufliche Tabletten genommen hast. Davon solltest du in solchen Fällen unbedingt so viele nehmen, bis die Beschwerden vollkommen weg sind. Erträgst du die tapfer, weil du denkst, du darfst dich nicht mit Chemie vollpumpen, können sich die Missempfindungen regelrecht ins Gehirn einbrennen. Wir Ärzte sprechen in diesem Zusammenhang von einem Schmerzgedächtnis. Dann kann es passieren, dass du später Schmerzen empfindest, für die es eigentlich überhaupt keinen Grund gibt. Unzureichend behandelte Schmerzen können nämlich – typisch für einen Lernprozess – Spuren im Zentralnervensystem hinterlassen, die die Empfindlichkeit für derartige Reize künftig erhöhen. Für frei verkäufliche Analgetika, sprich Schmerzmittel, gibt es eine Faustregel, mit der man nichts falsch machen kann: zehn – drei – drei.«

»Das bedeutet?«, erkundigt sich Malia kleinlaut.

»Das bedeutet: die Medikamente nicht öfter als an zehn Tagen im Monat nehmen. Möglichst nicht länger als drei Monate und höchstens dreimal am Tag.«

»Wenn ich das gewusst hätte ...«, stöhnt Malia. »Ich hätte mir eine Menge ersparen können. Aber in Zukunft bin ich schlauer.«

»Hoffen wir«, mischt sich Doris ein, »dass du in absehbarer Zeit keine Schmerzmittel mehr brauchst.«

»Ja, das wünsche ich dir auch«, schließe ich mich an.

»Obwohl ich eigentlich alles aufmerksam lese«, murmelt Malia, »was mir über Medikamente und ihre Wirkung in die Hand fällt und von dem ich glaube, dass es aus einer seriösen Quelle stammt.«

»Dann weißt du vielleicht auch«, schaltet sich Ralf wieder ein, »dass Schmerzmittel im Tagesverlauf unterschiedlich stark wirken.«

»Nein, offen gestanden, nicht«, antwortet Malia und schüttelt den Kopf, dass ihre schwarze Lockenmähne wild hin- und herwirbelt.«

»Ist doch keine Schande«, sagt Ralf lächelnd und beginnt zu dozieren: »Zahlreiche Untersuchungen haben nämlich übereinstimmend ergeben, dass die Schmerzempfindung einer Art Zyklus unterliegt. Demnach sind wir mitten in der Nacht, also etwa von ein bis vier Uhr, am empfindlichsten, das heißt, uns tun Dinge, die wir tagsüber kaum spüren, auf einmal richtig weh. Schuld daran ist vermutlich unsere steinzeitliche Vergangenheit, in der wir in tiefem Schlaf am leichtesten angegriffen werden konnten. Da war es sicher sehr hilfreich, wenn der Körper auf den geringsten Hinweis einer Attacke, und war es nur eine Maus, die den Schlafenden berührt hat, möglichst umgehend reagierte. Am robustesten im Hinblick auf das Aushalten von Schmerzen sind wir dagegen am hellen Nachmittag, so zwischen eins und sechs. Was im Umkehrschluss natürlich heißt, dass wir nachts mehr Schmerzmittel benötigen als tagsüber. Ganz allgemein sollte man Medikamente, wenn man die Wahl hat, lieber morgens als abends nehmen. Da wirken sie besser.«

Er hält kurz inne und streicht sich wieder einmal nachdenklich über den Bart. »Vielleicht noch ein kleiner Tipp«, sagt er dann. »Untersuchungen haben ergeben, dass man weniger Schmerzmittel braucht, wenn man bei der Einnahme möglichst entspannt ist. Ist man dagegen gerade schwer gestresst, benötigt man deutlich mehr, bis man die Wirkung spürt. Es ist daher sicher keine schlechte Idee, sich als Begleitung zur medikamentösen Anti-Schmerz-Therapie eine kleine Auszeit zu gönnen. Sich entspannt hinzusetzen oder zu -legen und vielleicht sogar einschmeichelnde Musik zu hören oder einen gemütlichen Waldspaziergang zu machen.«

»Weil wir gerade bei Medikamenten sind«, schaltet sich Doris ein und rückt ihre Brille zurecht. »Wisst ihr, was ich in diesem Zusammenhang für eine der erstaunlichsten Leistungen unseres Körpers halte?«

Alle Augen wenden sich ihr zu.

»Dass wir uns von Arzneimitteln, das heißt, von den wirksamen Bestandteilen in einer Tablette oder Kapsel, in der Regel nur winzige Mengen einverleiben und doch sicher sein können, dass jedes einzelne Milligramm vom Darm aufgenommen und mit dem Blut zu seinem Wirkort transportiert wird. Eine Frau kann die Pille inmitten eines üppigen Fünf-Gänge-Menüs schlucken und sich doch darauf verlassen, nicht schwanger zu werden. Das muss man sich mal vorstellen: Da schwimmen mitten in einer gewaltigen Speisebreimenge ein paar Tausendstel Gramm eines Hormonpräparates rum, und die Darmschleimhaut schafft es zuverlässig, diese minimale Menge vollständig herauszufischen und Richtung Blut weiterzuleiten. Das den Wirkstoff dann zuverlässig zu den Eierstöcken befördert. Wenn das nicht genial ist!«

»Stimmt schon«, stimme ich zu. »Liegt, soviel ich weiß, daran, dass die Darmschleimhaut vielfach gefältelt ist und Unmengen kleiner Fortsätze aufweist. Zotten heißen die, glaube ich.«

Ralf schenkt mir ein anerkennendes Lächeln. »Richtig. Von diesen Zotten weist die Darmschleimhaut pro Quadratzentimeter – das ist gerade mal eine Seite eines Würfelzuckers – rund dreitausend Stück auf. Doch damit nicht genug. Jede Zotte besteht ihrerseits wieder aus Tausenden von Mikrozotten. Von denen enthält ein einziger Quadratzentimeter fast eineinhalb Milliarden, das muss man sich mal vorstellen! Auf diese Weise wird die Schleimhaut in gigantischem Ausmaß vergrößert. Könnte man sämtliche Zotten und Mikrozotten eines menschlichen Darmes flach streichen, ergäbe das eine Fläche von etwa dreihundert Quadratmetern, also etwa der Größe eines Tennisplatzes.

Wobei das natürlich eine eher zweifelhafte Zahlenspielerei ist, bei der man zu höchst unterschiedlichen Resultaten kommen kann. Aber sei's drum. Fest steht, dass sämtliche Zotten von einer sehr dünnen Schleimhaut überzogen sind, durch die die bei der Verdauung in winzige Bruchstücke zerlegte Nahrung mühelos in die darunterliegenden Blutgefäße wandern kann. Auf diese Weise ist sichergestellt, dass der Darm aus allem, wirklich allem, was wir uns einverleiben, sämtliche verwertbaren Inhaltsstoffe herausfiltert und dem Körper zur Verfügung stellt.«

Ralf sieht uns einen nach dem anderen nachdenklich an. »Das ist wirklich mehr als genial, und dennoch machen wir uns kaum einmal darüber Gedanken und halten es für selbstverständlich.«

»Aber nur, solange es funktioniert«, werfe ich ein. »Bewusst werden uns derlei Dinge ja leider meist erst, wenn sie Probleme verursachen.«

Die anderen drei nicken stumm.

»Das stimmt leider«, murmelt Malia kaum hörbar. »Noch vor einem Jahr hätte ich nie geglaubt, dass ich mir einmal nichts sehnlicher wünschen würde, als zwei Scheißkrücken in die Ecke feuern zu können.« Sie wischt sich mit ihrer Serviette gründlich den Mund ab. »Ich geh noch ein bisschen an die frische Luft.«

Sie greift nach ihrer Gehhilfe und zieht sich an ihr hoch. Dabei passiert es. Die Krücke rutscht ab, Malia kippt zur Seite und knallt mit dem rechten Ellenbogen an die Tischkante.

»Au, AU!«, schreit sie auf. »SCHEISSMUSIKANTENKNOCHEN!« Dabei reibt sie sich mit der linken Hand kräftig die schmerzende Stelle.

»Ist mir vor ein paar Tagen auch erst passiert«, sage ich und habe Mühe, mir ein schadenfrohes Grinsen zu verkneifen. »Echt ein fieses Gefühl.«

»Hat aber nichts mit Musik zu tun«, erklärt Ralf. »Und auch nichts mit einem Knochen. Vielmehr ist das, was bei einem Stoß auf den Ellenbogen das gemeine Gefühl wie bei einem Stromstoß auslöst, ein Nerv. Und zwar derjenige, der von allen Empfindungsnerven unseres Körpers am weitesten an der Oberfläche, nämlich direkt unter der Haut, verläuft. Mit dem anatomischen Fachausdruck heißt er Nervus ulnaris. Der hat normalerweise die Aufgabe, Empfindungen aus dem kleinen und dem Ringfinger an das Gehirn zu melden, besitzt aber auch motorische Anteile, die bestimmte Fingermuskeln bewegen. Und ist vor allem grundsätzlich nicht darauf programmiert, durch einen unmittelbar auf ihn einwirkenden Druck oder Schlag gereizt zu werden. Passiert das, wie gerade bei Malia, doch einmal, entsteht in ihm ein elektrischer Impuls, mit dem das Gehirn, wo das Signal ja ankommt, nichts anfangen kann. Es löst daher ein ganz eigentümliches Gefühl aus, das kein richtiger Schmerz, aber auch kein Jucken, Stechen oder Kribbeln ist. Wobei oft noch eine mehr oder minder ausgeprägte Taubheit in Unterarm und Hand hinzukommt. Das ist zwar alles vollkommen harmlos, aber höchst unangenehm.«

»Wird schon wieder besser«, sagt Malia, die noch immer ihren Ellenbogen reibt. »Ich bin nur so erschrocken.«

»Habt ihr euch eigentlich schon mal Gedanken gemacht«, fährt Ralf fort, »warum das, was Malia gerade mit Hingabe tut, bei Schmerzen hilft?«

»Du meinst, die Stelle, an der's wehtut, zu reiben?«, frage ich. »Ich tu das immer ganz automatisch, wenn ich mir den Kopf angestoßen habe.«

»Ich auch«, ergänzt Doris. »Bringt ja auch tatsächlich Erleichterung. Ich denke, das hat einen ähnlichen Effekt wie eine Massage.«

»Nicht schlecht«, lobt Ralf. »Tatsächlich massiert man gleichsam das Gewebe, übt darauf also einen gezielten Druck aus. Und dieser Druck hat auf die Nervenenden, die für die Schmerzaufnahme und weiterleitung verantwortlich sind, eine ausgesprochen dämpfende, beruhigende Wirkung. Dafür sorgen komplexe Mechanismen in Gehirn und Rückenmark. Außerdem presst man dabei aus dem betroffenen Bereich körpereigene Substanzen heraus, die Schmerzempfindungen verstärken. Die werden dann mit Blut und Lymphe abtransportiert.«

»Interessant«, erkläre ich. »Wenn Kinder heulen, weil sie sich irgendwo angeschlagen haben, pustet man ja üblicherweise auf die Stelle, die wehtut. Bringt das echt auch was?«

»Ein bisschen sicher schon«, erwidert Ralf. »Zum einen kühlt man damit die Stelle, und dass Kälte bei Schmerzen hilft, kennt man ja von kalten Umschlägen. Wobei der Effekt wohl hauptsächlich darauf beruht, dass man den ursprünglichen Schmerz durch eine stärkere Empfindung überdeckt.«

»Ich denke aber«, schaltet sich Doris ein, »dass der Hauptgrund, warum den Kids das Pusten auf die böse Stelle guttut, in der Zuneigung liegt. Zumal man die Kleinen dabei ja meist noch in den Arm nimmt und sie mit beruhigenden Sätzen wie ›Ist doch gar nicht so schlimm‹ oder ›Ist gleich wieder gut‹ beruhigt.«

»Das ist sicher richtig«, sagt Ralf. »Wobei man allerdings oft etwas sagt, was totaler Blödsinn ist, nämlich ›Hat doch gar nicht wehgetan‹. Dabei ist man doch insgeheim froh, dass man nicht selbst der oder die Betroffene ist.«

»Das hätten wir bei Malia ja auch mal versuchen können«, schlage ich vor, und diesmal grinse ich dabei breit. »Ich meine, sie in den Arm nehmen, auf ihren Ellenbogen pusten und ihr nette Sachen ins Ohr flüstern.«

»Vielleicht beim nächsten Mal«, grinst Malia zurück. Inzwischen steht sie sicher auf ihren Krücken und verlässt gleich darauf humpelnd den Speisesaal.

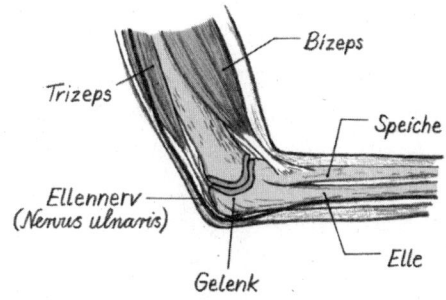

Aufbau des Ellbogengelenks

Warum wir nicht alles glauben dürfen

»Hallo Peter, darf ich mich zu dir setzen?«

Ich lege die Zeitschrift beiseite, von denen hier im Aufenthaltsraum erfreulich viele zum Schmökern bereitliegen, und blicke auf. Ralf steht, eine dampfende Tasse Kaffee in der Hand, vor mir.

Ein kurzer Blick zur Uhr zeigt mir, dass bis zur nächsten Übungseinheit – in meinem Fall Reizstrombehandlung – noch reichlich Zeit ist. »Nimm Platz.«

»Ich möchte dir nämlich etwas zeigen.«

»Wenn's sein muss«, brumme ich und klappe das Magazin demonstrativ widerwillig zu.

»Nein, muss es natürlich nicht.« Inzwischen hat er es sich auf dem Stuhl neben mir bequem gemacht. »Ich dachte nur ...«

»Also gut«, seufze ich. »Will gar nicht wissen, was du dachtest.«

Ein erfreutes Grinsen huscht über sein Gesicht. »Okay, dann bilde doch mal mit Daumen und Zeigefinger einer Hand eine Art Kreis. So.« Dabei legt er die Spitzen der beiden Finger aufeinander und hält sich die Hand etwa einen halben Meter vors Gesicht.

Ich mache es ihm nach.

»Gut. Und jetzt fixiere durch das so gebildete Loch irgendeinen Gegenstand. Er blickt sich kurz um. »Sagen wir, die Türklinke dort drüben. Wichtig ist, dass du dabei beide Augen offen lässt.«

Ich tue, was er verlangt.

»Richtig so«, lobt er. »Und jetzt schließ mal abwechselnd je ein Auge. Also zuerst das eine, dann nach ein paar Sekunden das andere. Was siehst du dann?«

Ich kneife das rechte Auge zu. Nichts passiert. Dann das linke. Schlagartig hüpft meine Hand nach links, und von der Türklinke ist nichts mehr zu sehen. Wieder das rechte: keine Veränderung. Das linke: derselbe Effekt. Meine Hand saust nach links, durch den Fingerkreis sehe ich nur noch ein Stück hellgelbe Wand.

»Hoppla!«, entfährt es mir. »Das ist ja stark. Und was hat das zu bedeuten?«

»Wann hat sich das Bild der Klinke denn nicht verändert?«, fragt Ralf. »Als du das rechte oder das linke Auge zugemacht hast?«

»Das rechte.«

»Das heißt, als du statt mit beiden nur noch mit dem linken Auge geschaut hast?«

»Richtig.«

»Und als du das linke Auge geschlossen und nur mit dem rechten durch den Fingerkreis geblickt hast, ist deine Hand weggehüpft, und zwar nach links, richtig?«

»Genau.«

Ralf lächelt wie ein Arzt, der stolz ist, seine Diagnose bestätigt zu finden. »Dann ist das linke Auge dein dominantes.«

»Und das heißt?«

»Dass du, als du mit beiden Augen auf die Klinke geblickt hast, nur *gedacht* hast, du würdest sie mit beiden Augen anschauen. In Wirklichkeit hast du sie so gut wie ausschließlich mit dem linken Auge betrachtet. Deshalb hat sich auch optisch nichts geändert, als du das andere, ich meine, das rechte, zugemacht hast. Umgekehrt konntest du die Klinke aber allein mit dem rechten Auge nicht fixieren.«

»Stimmt«, sage ich. »Heißt das, mein linkes Auge ist das bessere?«

Ralf schüttelt den Kopf. »Nicht unbedingt. Vielmehr scheint es, glaubt man einschlägigen Studien, so zu sein, dass das dominante Auge dasjenige ist, auf dessen Netzhaut das betrachtete Objekt größer abgebildet wird. Aber ganz eindeutig ist das nicht.«

»Jetzt ist mir auch klar«, denke ich laut nach, »warum ich durch mein NSG immer ganz automatisch mit dem linken Auge schaue.«

Ralf runzelt die Stirn. »Durch dein *was*?«

»Mein Nachtsichtgerät, das ich manchmal bei der Jagd dabeihabe, um auch bei Dunkelheit erkennen zu können, ob irgendwo Wild steht. Das hält man sich wie ein Fernrohr vor ein Auge und blickt hindurch, während man mit dem anderen ins Leere schaut. Ich habe das schon abwechselnd mit beiden Augen probiert, kann aber nur mit dem linken erkennen, was Sache ist.«

»Dann gehörst du zu einer Minderheit«, erklärt Ralf. »Bei zwei Dritteln der Menschen ist nämlich das rechte Auge das dominante. Bist du eigentlich Rechts- oder Linkshänder?«

»Rechts«, sage ich. »Was hat das mit den Augen zu tun?«

»Oft stimmt die Seitenvorliebe bei Händen und Augen überein: Bei Rechtshändern ist meist auch das rechte und bei Linkshändern das linke Auge das dominante. Bis vor noch gar nicht langer Zeit glaubte man, das hätte vielfältige praktische Konsequenzen. Wie du vielleicht schon mal gehört hast, kreuzt der Sehnerv vor Eintritt ins Gehirn die Seite.«

»Habe ich, glaube ich. Und?«

»Das bedeutet, dass bei einem Rechts-Dominanten die vom Auge gelieferten Informationen in der linken und beim Links-Dominaten in der rechten Gehirnhälfte verarbeitet werden. Und die zwei, so hieß es und heißt es zum Teil noch immer, seien für unterschiedliche Aufgaben und Tätigkeiten zuständig.«

»Das würde bedeuten?«

»Das würde bedeuten, dass sich die Augendominanz unmittelbar auf unseren Charakter und unsere Begabungen auswirkt. Demnach beherrschen Menschen mit dominantem rechtem Auge – und damit dominantem linken Gehirn – in der Regel Aufgaben besser, die analytische, logische Überlegungen, ein ausgeprägtes Zeitgefühl und einen mühelosen Umgang mit Zahlen erfordern.«

»Aha. Und die andere Gruppe?«

»Die hat ihre Stärken mehr in der räumlichen Wahrnehmung, in Kreativität, Musikverständnis, kurz: in gefühlsbetonten Dingen. Das geht so weit, dass Vertreter des sogenannten Hemisphärenmodells –

so nennt man diese Theorie – explizit von Links- und Rechtshirn-Typen sprechen. Dabei haben zahlreiche Untersuchungen eindeutig ergeben, dass das Unfug ist. Ich habe selbst mit großem Interesse eine Studie einer amerikanischen Uni – ich glaube, es war die von Utah – gelesen. Die beweist ganz klar, dass es zwischen dem Charakter einer Person und der Dominanz einer der beiden Hirnhälften keinerlei Zusammenhang gibt. Fest steht lediglich, dass der neuronale Informationsaustausch umso besser funktioniert, je dichter die Nervenzellen eines bestimmten Funktionskomplexes beieinanderliegen. Und zwar unabhängig davon, ob besagtes Zentrum in der linken oder rechten Gehirnhälfte liegt. Die Verzahnung der beiden Hemisphären mit zig Millionen Nervenfasern ist so intensiv, dass keine Rede davon sein kann, jede von ihnen arbeite in irgendeiner Form unabhängig von der anderen. Außerdem haben aufwendige Untersuchungen übereinstimmend ergeben, dass alle beiden Gehirnhälften sowohl emotionale als auch rationale Strukturen besitzen.«

»Bei mir stimmt die Theorie jedenfalls schon mal nicht«, bestätige ich. »Mit meinem dominanten linken Auge wäre ich ein Rechtshirn-Mensch und damit eher musisch-künstlerisch als logisch-analytisch begabt. Und das trifft ganz sicher nicht zu.«

»Ich dagegen«, entgegnet Ralf, »dürfte nach dem Hemisphärenmodell überhaupt keine dominante Gehirnhälfte haben. Denn ich war in der Schule immer gut in Mathe und Physik und lese bis heute sehr gerne wissenschaftliche Artikel. Und zwar medizinische ebenso wie Aufsätze über Astronomie, Botanik, Zoologie und was es da alles so gibt. Momentan befasse ich mich intensiv mit Epigenetik. Ungemein spannend! Daneben bin ich aber auch ein ausgesprochener Opern- und Theaterfan, habe viel Freude an guter Lyrik und gehe mit großer Begeisterung in alle möglichen Gemäldeausstellungen.« Dabei beginnt er, leise eine Melodie vor sich hin zu summen, vermutlich eine Opernarie. Könnte Mozart sein, aber so genau kenne ich mich da nicht aus.

»Was mich bei so etwas am meisten erstaunt«, fährt er nach einem abschließenden Triller fort, »ist, wie lange und hartnäckig sich solche

Mythen halten. Auch wenn sie längst widerlegt sind. Dazu fällt mir noch ein anderes Beispiel ein.« Er grinst mich breit an. »Du hast doch sicher auch schon mal die Behauptung gehört, für ein Lächeln bräuchte man 17, für ein grimmiges Gesicht dagegen 43 Muskeln? Oder so ähnlich.«

Ich nicke. »Den Spruch hat mir erst letzte Woche meine Tochter Lisa vorgehalten, als sie mir ihre Bio-Schularbeit vorgelegt hat. Mit einer Vier minus. Da habe ich offenbar ziemlich grätig dreingeschaut, und sie hat gesäuselt, es müsse doch wirklich nicht sein, dass ich mich ihretwegen so anstrenge und derart viele Muskeln beanspruche. Ich täte mir doch viel leichter, wenn ich lächeln würde. Dann kam besagter Spruch. Wenn auch, soviel ich mich erinnere, mit anderen Zahlen.«

»Das ist gut möglich«, bestätigt Ralf. »Aber egal, wie viele Muskeln es jeweils sein sollen – das Ganze ist ausgemachter Blödsinn.«

»Echt?«

»Ja, schon allein deshalb, weil Lächeln keineswegs gleich Lächeln ist. Im einfachsten Fall musst du nur in beiden Gesichtshälften den Jochbeinmuskel anspannen. Der zieht den Mundwinkel nach hinten oben. Das mag zwar kein sehr überzeugendes Lächeln sein, aber einen halbwegs freundlichen Gesichtsausdruck bekommst du damit allemal hin. Mit gerade mal zwei Muskeln! Wesentlich eindrucksvoller wirkt das Ganze, wenn du dazu noch die beiden Ringmuskeln um die Augen einsetzt. Aber auch für das Muffgesicht brauchst du nicht mehr als vier Muskeln – zwei auf jeder Seite. Da ist zum einen der Musculus corrugator supercilii – super Name, oder? –, der die Augenbrauen nach unten zieht und dabei gleich auch noch eindrucksvolle Falten auf die Stirn zaubert, und zum anderen der Musculus triangularis. Der macht dasselbe mit den Mundwinkeln.«

»Der muss ja bei Ralf Stegner maximal ausgebildet sein«, werfe ich ein. »So finster, wie der immer dreinblickt.«

»Da hast du recht«, lacht Ralf. »Aber natürlich kann man den jeweiligen Gesichtsausdruck überzeugender hinbekommen, wenn man noch ein paar Muskeln mehr einsetzt. Doch wieso das exakt 17 beziehungsweise 43 sein sollen, erschließt sich mir beim besten Willen nicht. Nein, die Zahlen sind echt total aus der Luft gegriffen.« Er blickt einen Augenblick nachdenklich zur Decke hoch, dann ergänzt er: »Offenbar auch so ein nicht totzukriegender Mythos.«

»So wie die Sache mit dem Spinat«, stimme ich kopfnickend zu. »Dass der jede Menge Eisen enthält. Dabei beruht das lediglich auf einem Messfehler. Ich glaube, weil derjenige, der den Wert ermittelt hat, getrockneten anstelle von frischem Spinat genommen hat. Darin ist natürlich viel mehr Eisen enthalten als in dem hauptsächlich aus Wasser bestehenden frischen Gemüse.«

»Apropos Spinat«, klingt da eine vertraute Stimme vom Nachbartisch zu uns herüber. »Dass man den nicht mehr aufwärmen darf, ist auch so ein hartnäckiger Irrglaube.«

Wir haben gar nicht registriert, dass nebenan inmitten einer Gruppe von in Zeitschriften blätternden und sich dabei leise unterhaltenden Frauen auch Doris sitzt. Aber so dürr, wie die ist, ist es auch kein Wunder, dass man sie leicht übersieht. Offenbar hat sie uns aufmerksam zugehört. Jetzt steht sie ächzend auf und kommt mit ihren Krücken langsam zu uns rübergehumpelt.

»Das war vielleicht früher mal richtig«, fährt sie fort, nachdem sie sich zu uns an den Tisch gesetzt hat, »als es noch keine Kühlschränke gab. Denn bei Raumtemperatur verdirbt Spinat tatsächlich ziemlich schnell. Liegt an der Umwandlung von harmlosem Nitrat in gefährliches Nitrit. Das kann sich nämlich mit Aminen zu Nitrosaminen verbinden, und die können Krebs auslösen. Für diesen Prozess sind Mikroorganismen verantwortlich, die bei Zimmertemperatur höchst aktiv sind. Dann dauert es tatsächlich nicht lange, bis der Spinat verdorben ist. Stellt man die Reste aber gleich nach dem Verzehr in den Kühlschrank und bewahrt sie dort auf, kann man sie am nächsten Tag getrost wieder aufwärmen und noch essen.« Sie blickt sich Beifall heischend um. Der Stolz über ihre chemischen Kenntnisse ist ihr deutlich anzusehen.

Doch weder Ralf noch ich verlieren ein anerkennendes Wort. »Genau«, bestätigt der Arzt trocken. »Für Pilze gilt im Übrigen dasselbe.

Nur dass es bei denen kein Nitrat, sondern der hohe Gehalt an Eiweiß ist, das bei zu warmer Lagerung schnell verdirbt. Dabei entstehen dann tatsächlich giftige Abbauprodukte. Im Kühlschrank gelagert, kann das aber eigentlich nicht passieren. Wer ganz sichergehen will, sollte die Pilze erst kurz vor der zweiten Mahlzeit rausholen und gründlich durchkochen. Dann ist er absolut auf der sicheren Seite.«

»Erzähl das mal meiner Tochter«, brummt Doris, hörbar enttäuscht. »Die isst grundsätzlich nichts Aufgewärmtes. Lieber kippt sie sämtliche Reste in den Mülleimer. Und dann beklagt sie auf der anderen Seite stets den Hunger in der Welt. Noch unlogischer geht's ja nicht, oder?«

»Ist das dein einziges Kind?«, frage ich und erfahre, dass ich recht habe. Demnach ist Tochter Stefanie schon zweiunddreißig, Grundschullehrerin und politisch tiefdunkelgrün durchdrungen.

»Na ja«, meint Ralf. »Ob sie das jetzt isst oder wegwirft – auf den Hunger in der Welt hat das, wenn man ehrlich ist, doch nicht den geringsten Einfluss.«

Doris nickt zustimmend. »Das stimmt schon. Aber sonst geht es ihr bei allem und jedem ums Prinzip. Na ja, was soll's.« Sie winkt resigniert ab. »Aber wir waren bei den hartnäckigen Mythen. Von denen gibt es doch sicher noch mehr.«

»Und ob«, kommt es jetzt von der anderen Seite. Eine der Frauen vom Nebentisch, eine korpulente Dame um die sechzig mit strubbeligen blonden Haaren und Rollator, hat sich uns zugewandt: »Eines der hartnäckigsten Verbote ist das, wonach man einmal Aufgetautes nicht wieder einfrieren darf. Immerhin tut eine entsprechende Warnung auf so gut wie allen Tiefkühlprodukten stehen. Und weil sich Hausfrauen überall ängstlich an dieses Verbot halten, wandert jede Menge noch gut genießbarer Lebensmittel in die Mülltonne. Wohlgemerkt, ich spreche jetzt von original verpackten Lebensmitteln, nicht von Resten.«

»So wie bei uns zu Hause«, gebe ich zu. »Und das müsste nicht sein?«

»Na ja«, schränkt die Mollige jetzt ein, »sagen wir so: Man kann Tiefgekühltes, von dem man nach dem Auftauen einen Teil, etwa zwei von vier Schnitzeln, entnommen hat, getrost wieder einfrieren, wenn es zwischenzeitlich nicht zu warm geworden ist. Sonst besteht nämlich die Gefahr, dass sich darauf gefährliche Bakterien vermehren. Die fallen beim Wiedereinfrieren zwar in eine Art Winterschlaf, tun aber nicht absterben. Sondern dann beim erneuten Auftauen wieder aufwachen und dem Fleisch weiter zusetzen. Das Verderben der Lebensmittel wird durch das Tiefkühlen also nur unterbrochen, keinesfalls aber dauerhaft gestoppt. Oder anders ausgedrückt: Nach dem Auftauen ist ein Nahrungsmittel im selben hygienischen Zustand wie vor dem Einfrieren. War es da schon nicht mehr in Ordnung, roch nicht mehr gut oder wies sichtbare Schäden auf, dann sollte man es natürlich nicht wieder einfrieren – aber auch nicht mehr verzehren. Auf all das hat schon vor Langem die Zeitschrift *Test* in einem längeren Artikel hingewiesen. Kurz gesagt: Liegen speziell Fleisch oder Fisch nach dem Auftauen länger als zwei Stunden außerhalb des Kühlschranks rum, sollten sie nicht mehr eingefroren werden. Aber auch nicht mehr gegessen! Hat man sie aber kühl gelagert, spricht absolut nichts dagegen, sie gleich nach Entnahme eines Teils wieder in die Gefriere zurückzupacken.«

»Donnerwetter!«, entfährt es mir. »Du kennst dich aber gut aus. Zufall?«

Die Korpulente – sie hat sich inzwischen ächzend zu uns an den Tisch gesetzt und ich staune, wie viel Schminke, Lidschatten und Lippenstift in einem Gesicht Platz haben – lächelt geschmeichelt. »Ich war viele Jahre lang Hauswirtschaftslehrerin. Da sollte man solche Dinge schon wissen. Ich heiße übrigens Helga.«

Wir stellen uns der Reihe nach vor. Dann wendet sich Doris Helga zu: »Kennst du noch mehr derartige Fehlinformationen?«

»Ja, sicher!« Helgas knallrosa bemalter Mund zieht sich fast bis zu den Ohren in die Breite. »Denkt nur an das vermaledeite Mindesthaltbarkeitsdatum. Dass das auf Lebensmittelverpackungen aufgedruckt sein muss, ist Gesetz, daran lässt sich nichts ändern. Das Problem ist, dass es eine Menge Leute mit dem Verbrauchs- oder Verfallsdatum verwechseln tun.«

»Dass das keinesfalls ein und dasselbe ist, hat Stefanie jetzt endlich auch kapiert«, erklärt Doris und putzt sich dabei mit einem Papiertaschentuch die Brille. »Hat mich jede Menge Überzeugungsarbeit gekostet.«

»Die sich aber allemal gelohnt hat«, setzt Helga ihre Erklärung fort, und schiebt dabei ihren Rollator mit viel Geschnaufe ein wenig näher an den Tisch heran. »Ein Verfallsdatum findet sich nämlich nur auf den Verpackungen von empfindlichen, leicht verderblichen Lebensmitteln. Weshalb man es auch unbedingt und absolut ernst nehmen sollte. Dagegen besagt das Mindesthaltbarkeitsdatum lediglich, dass der Hersteller bis zu diesem Zeitpunkt die typischen Eigenschaften seines Produktes garantiert, Geschmack und Aussehen etwa, aber auch Konsistenz und Nährwert. Nach Ablauf des Mindesthaltbarkeitsdatums kann man Lebensmittel noch ohne Weiteres verzehren, ja sie dürfen sogar noch verkauft werden, wobei nun allerdings nicht mehr der Hersteller, sondern der Händler, das heißt, der Supermarktbetreiber, für den einwandfreien Zustand haften tut.«

»Wie lange darf man so was denn noch verbrauchen?«, frage ich. Dass ich auch schon öfter speziell Fruchtjoghurt nach Ablauf der Frist in den Müll gekippt habe, muss ich ja nicht zugeben.

»Im Grunde«, erklärt Helga, »so lange, bis die Lebensmittel nicht mehr einwandfrei aussehen, schlecht riechen oder schmecken.«

»Na ja«, wende ich ein. »Den Geschmack kann ich ja nur überprüfen, wenn ich das Zeug in den Mund nehme.«

Helga nickt zustimmend. »Genau. Der Witz ist aber ja gerade, dass dabei nichts Schlimmes passieren tut. Deshalb kannst du Milchprodukte wie Joghurt oder Butter, aber auch Honig, Schokolade oder Bier ohne Weiteres noch etliche Monate nach Ablauf des MHD genießen.«

»Interessant«, murmle ich. »Hast du noch mehr derartige Missverständnisse auf Lager?«

Helgas Grinsen wird noch eine Spur breiter. »Jede Menge. Besonders hartnäckig hält sich etwa die Regel, man dürfe nach Obst kein Wasser trinken.«

»Und das stimmt nicht?«, fragt Doris. »Besteht da nicht die Gefahr, dass es im Darm zu Gärungsprozessen kommt, die schlimmes Bauchweh verursachen können?«

»Nein. Man hat früher gedacht, die auf dem Obst lebenden Kleinstlebewesen, vor allem Hefepilze, könnten solche Prozesse auslösen. Und zwar besonders leicht nach dem Trinken von Wasser, weil das angeblich die Magensäure verdünnen tut, sodass die die schädlichen Keime nicht mehr abtöten kann. Aber das ist Unsinn. Zum einen bringt auch verdünnte Säure noch immer einen Großteil der Pilze und Bakterien um, zum anderen wird ein gesunder Darm damit problemlos fertig. Schließlich wimmelt es darin nur so von nützlichen Bakterien. Und die tun weitgehend verhindern, dass sich üble Eindringlinge ansiedeln und Schaden anrichten können.«

»Aber irgendeinen Ursprung muss der Spruch – speziell meine Oma hat den regemäßig zitiert, wenn wir Kinder nach einem Apfel oder ein paar Kirschen ein Glas Wasser trinken wollten – doch haben. Den denkt sich doch niemand nur so aus Spaß aus.«

»Stimmt«, nickt Helga. »Vermutlich tut die Warnung aus einer Zeit stammen, in der das Trinkwasser aus irgendwelchen Brunnen kam und bei Weitem nicht die heutige Qualität hatte, sprich selbst voller Keime war. Dann konnten diejenigen auf dem verzehrten Obst genau diejenigen sein, die das Fass zum Überlaufen brachten und schmerzhafte Prozesse im Bauch auslösten.«

»Im Übrigen kann man einen Apfel vor dem Essen ja auch schälen«, sage ich. »Dann ist man doch in jedem Fall auf der sicheren Seite.«

»Unsinn!« Ralf schüttelt energisch den Kopf. »Das ist, wie gesagt, erstens nicht nötig, und zweitens wirfst du dann mit der Schale die wertvollsten Bestandteile weg. Die stecken nämlich direkt darunter.«

Helga nickt eifrig. »Genau. Das ist jetzt endlich mal etwas, was uneingeschränkt stimmen tut.«

Wie man den Schluckauf besiegt

Ralf, Doris und ich sitzen auf der Terrasse des Reha-Restaurants und trinken gemütlich Kaffee. Es ist ein lauer Nachmittag, und die Sonne blitzt immer wieder zwischen den wattegleichen Schäfchenwolken hervor. Neben Ralfs Tasse steht ein mächtiger Eisbecher mit Früchten und einem Riesenberg Sahne.

»Ts, ts«, macht Doris und sieht ihn dabei vorwurfsvoll an.

Er blickt zerknirscht zurück. »Ich weiß, ich sollte mir das verkneifen. Aber wie heißt es so zutreffend: ›Der Geist ist willig ...‹«

»›... und das Fleisch ist schwach‹«, ergänzt Doris. »Aber auch schwaches Fleisch ist im Übermaß ungesund.« Dabei schüttelt sie energisch ihren rothaarigen Kopf.

»Ich werd mich bessern«, murmelt Ralf, während ich mir überlege, was genau sie mit dem schwachen Fleisch gemeint hat. Aber so richtig schlau werde ich nicht daraus. Auf jeden Fall ist, denke ich, so klapprig zu sein wie Doris auch nicht der Hit. Es ist doch merkwürdig, dass Dicke wegen ihres Aussehens ständig ein schlechtes Gewissen haben und sich vielleicht sogar schämen, während derartige Gedanken dürren Bohnenstangen wie Doris in der Regel gänzlich fremd sind.

»Streitet euch nicht«, sage ich deshalb und füge murmelnd hinzu: »Entschuldigt mich bitte einen Moment.«

»Gutes Gelingen«, wünscht Ralf überflüssigerweise, und Doris ermahnt mich lächelnd: »Und vergiss nicht, rechtzeitig weiterzuatmen.«

Ich halte im Weggehen inne und drehe mich zu ihr um. »Kapier ich jetzt nicht.«

»Na, weil man doch, wenn man mit dem Pinkeln beginnt, unwillkürlich die Luft anhält.«

Ich runzle die Stirn. »*Was* tut man?«

Da mischt Ralf sich ein: »Doris hat recht. Man kann praktisch nicht Wasser lassen, solange man dabei atmet. Ich meine, am Anfang, wenn man darauf wartet, dass sich die Blase öffnet. Kannst es ja mal ausprobieren.«

Das tue ich dann auch zwei Minuten später, und tatsächlich halte ich, als ich vor dem Pissbecken stehe, ohne auch nur eine Sekunde zu zögern, ganz automatisch den Atem an. Dann presse ich kurz und atme erst weiter, als der Urin plätschert.

»Ihr habt recht«, erkläre ich, als ich zurückkomme. »Warum tut man das?«

Zu gerne würde ich mir auch so einen Monster-Eisbecher bestellen wie Ralf, denke dann aber an Doris' giftigen Kommentar und verkneife mir meine Gelüste. Derart dünne Frauen wie sie neigen nach meiner Erfahrung dazu, ihr verqueres Schönheitsideal allen, die ein bisschen pummeliger sind als sie, gnadenlos aufzudrängen. Regelrecht militant können die werden. Das muss ich mir nicht antun. Wobei ich ja weiß Gott nicht dick bin. Also lasse ich mich seufzend auf meinen Stuhl plumpsen und warte auf eine Antwort.

Ich habe eigentlich damit gerechnet, dass es Ralf ist, der mir die Sachlage erklärt, aber bevor er antworten kann, legt Doris schon los: »Das liegt am Zwerchfell.« Na ja, sie ist ja Biologielehrerin. Da muss man so was vermutlich wissen.

»Ist das nicht die Muskelplatte, die den Brust- vom Bauchraum trennt?«, frage ich. Die beiden sollen nicht denken, ich sei in Sachen menschlicher Körper schimmerlos.

»Genau« bestätigt Doris knapp. Meine anatomischen Kenntnisse scheinen sie nicht sonderlich zu beeindrucken. »Das Zwerchfell ist unterhalb von Herz und Lunge, das heißt oberhalb von Magen und Darm horizontal im Bauchraum ausgespannt. Und damit eben auch oberhalb der Harnblase. Wenn wir die entleeren wollen, müssen wir zwangsweise Druck auf die Bauchorgane ausüben. Nur dann öffnet sich der Schließmuskel.« Sie blickt uns einen nach dem anderen durchdringend an. Sie will offenbar sicherstellen, dass wir ihr aufmerksam zuhören. Lehrerin halt, geht es mir spontan durch den Kopf. Es würde mich nicht wundern, wenn sie gleich »Wiederhol mal, Peter!« oder etwas in der Art sagen würde. Doch das erspart sie uns. Stattdessen nickt sie zufrieden mit dem Kopf und doziert mit einer Lautstärke weiter, als stünde sie vor dreißig Schülern: »Nun ist das Zwerchfell aber auch unser wichtigster Atemmuskel, der bei seiner Anspannung die mit ihm verbundene Lunge wie einen Blasebalg ausdehnt und so Luft ansaugt.«

»Ich glaube, jetzt versteh ich«, unterbreche ich sie. »Damit das Zwerchfell nicht die darüber liegende Lunge erweitert, sondern bei seiner Anspannung Druck nach unten, also auf die Baucheingeweide ausübt, müssen wir die Lungentätigkeit kurz unterbrechen.«

»Ganz genau«, stimmt jetzt Ralf zu. »Und das tun wir, indem wir mithilfe des Kehldeckels für einen Moment die Luftröhre verschließen und so, bevor wir das Zwerchfell aktivieren, die Atmung anhalten. Dann drückt die Muskelplatte auf die Bauchorgane und damit auch auf die Blase. Der Schließmuskel öffnet sich, und wir können es fröhlich plätschern lassen. So einfach ist das.«

»Ich habe gehört«, sagt Doris kichernd, dass manche Menschen, und zwar fast ausschließlich Männer, es nicht schaffen, diesen Druckaufbau in öffentlichen Toiletten hinzubekommen. Finde ich witzig.«

»Na ja«, erwidere ich. »Wie man's nimmt. Ich hatte als Kind und Jugendlicher so ein Problem. Wenn am Pinkelbecken neben mir jemand sein Geschäft verrichtete, brachte ich keinen Tropfen raus. Selbst wenn ich noch so dringend musste.«

»Da kann ich als Frau natürlich nicht mitreden«, sagt Doris und stoppt ihr albernes Gekichere. »Schätze, dass das ganz schön lästig sein kann.«

»Und ob. Meine Klassenkameraden, diese Mistkerle, kannten meine Macke ganz genau. Wenn ich in der Schulpause die Toilette angesteuert habe, haben mich immer ein paar begleitet, von denen einer die Türen zu den Kabinen blockiert hat und die anderen an den Becken neben mir Aufstellung genommen haben. Mit dem Ergebnis, dass ich trotz aller Anstrengung keinen Tropfen rausbekam und ich mich in der folgenden Stunde vor lauter Harndrang nur mit äußerster Mühe konzentrieren konnte.«

»Für den Betroffenen«, sagt Ralf mit verkniffener Miene, »ist das Ganze wirklich kein Spaß. Das Problem scheint sogar recht verbreitet zu sein. Es hat nämlich sogar einen eigenen Fachausdruck: ›Paruresis‹ oder zu Deutsch: ›Syndrom der schüchternen Blase‹.«

»Echt?«, staunt Doris und haucht dabei auf ihre Brillengläser. »Das hätte ich jetzt nicht gedacht.«

Ralf nickt ernst. »O doch. Ich hatte mal einen Patienten, der massiv unter einer solchen Paruresis litt. Selbst wenn er ganz allein auf einer fremden Toilette war, schaffte er es meist nicht, Wasser zu lassen. Obwohl er dringend musste. Allein der Gedanke, ein anderer könnte in seiner Nähe sein, aktivierte seinen Parasympathikus – das ist ein Teil des vegetativen Nervensystems – derart, dass der die Harnblase absolut fest verschlossen hielt. Das ging am Ende so weit, dass der gute Mann nur noch bei sich zu Hause pinkeln konnte. Was das bedeutet, könnt ihr euch vorstellen: keine Reisen mehr, kein abendliches Ausgehen, dafür zwangsläufig einen Arbeitsplatz in unmittelbarer Wohnnähe, um dort das kleine Geschäft verrichten zu können. Der Mann ist leider irgendwann umgezogen. Deshalb weiß ich nicht, wie das in seinem Fall weitergegangen ist. Was ich aber zuverlässig weiß, ist, dass die Paruresis betroffene Männer schon in eine tiefe Depression gestürzt hat.« Er hält kurz inne und sieht Doris ernst an. »Nein, das ist wirklich nicht zum Lachen.«

»Das auch nicht«, sage ich und deute in Richtung Nachbartisch, wo ein junger Mann offenbar massive Probleme hat, einen hartnäckigen Schluckauf loszuwerden. Er hält die Luft an, bis er ganz rot im Gesicht wird, dann kippt er rasch hintereinander ein paar Schluck Bier, zieht sich mit Gewalt die Zunge aus dem Mund und steckt sich die Finger in die Ohren. Doch es hilft alles nichts: Er hickst und hickst und hickst.

»Schon wieder das Zwerchfell«, brummt Ralf, der ebenso wie Doris und ich das Schauspiel eine Weile wortlos verfolgt hat. »Aber dem Manne kann geholfen werden.«

Er steht auf, spricht kurz mit dem armen Kerl und legt dann seine Hände links und rechts an dessen Hals. Da lässt er sie eine Weile, dann nimmt er sie weg. Und ich glaube, ich spinne: Der Schluckauf ist verschwunden!

Lächelnd kommt Ralf zu uns an den Tisch zurück. »Seht ihr, so macht man das.«

Ich merke, dass mir vor Überraschung der Mund offen steht, und auch Doris macht ein alles andere als ein intelligentes Gesicht. »Wie ...«, stammelt sie, »wie hast du das geschafft?«

Ralf grinst breit. »Um das zu verstehen, muss man erstens wissen, wie so ein Schluckauf zustande kommt, und sich zweitens einigermaßen in der Anatomie der Halsregion auskennen. Wollt ihr echt, dass ich euch damit nerve?«

Wir nicken synchron mit dem Kopf, und Ralf erklärt: »Also, von mir aus. Aber nur ganz kurz. Schluckauf kommt durch eine Reizung des Zwerchfells zustande, von dem wir ja gerade erst gesprochen haben.

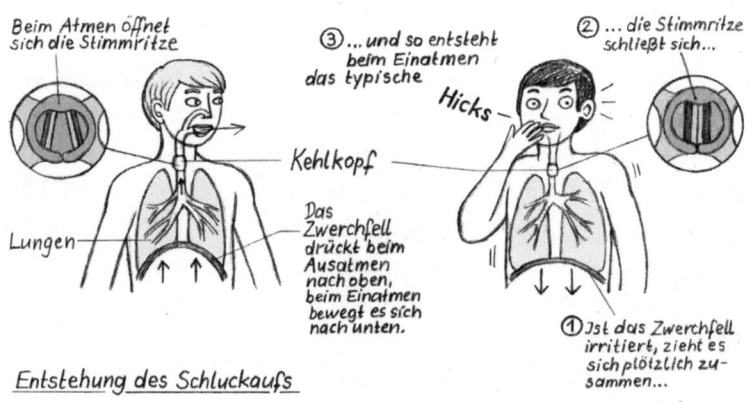

Beim Atmen öffnet sich die Stimmritze

③ ... und so entsteht beim Einatmen das typische *Hicks*

② ... die Stimmritze schließt sich ...

Kehlkopf

Lungen

Das Zwerchfell drückt beim Ausatmen nach oben, beim Einatmen bewegt es sich nach unten.

① Ist das Zwerchfell irritiert, zieht es sich plötzlich zusammen ...

Entstehung des Schluckaufs

Die kann viele Ursachen haben. Fakt ist, dass sich dabei das Zwerchfell rasch zusammenzieht, woraufhin sich reflexartig die Stimmritze im Kehlkopf schließt. Wenn die sich dann durch den Druck der Einatemluft ruckartig wieder öffnet, erzeugt das das typische Hicks-Geräusch.«

»Aber was hat das mit dem Hals zu tun?«, frage ich ungeduldig.

»Kommt gleich«, sagt Ralf. »Der Nerv, der das Zwerchfell mit Impulsen versorgt, der es also innerviert, ist der sogenannte Nervus phrenicus. Und der entspringt in einem Nervengeflecht am Hals. Von dort zieht er zwischen den beiden Muskeln abwärts, die den Kopf nach vorne kippen und zur Seite drehen. Und verläuft dabei eine kurze Strecke ziemlich nahe an der Oberfläche, das heißt, nicht weit unter der Haut. Wenn man die Stelle kennt und eine Weile ziemlich fest darauf drückt, kann man die Nervenimpulse gewissermaßen abquetschen – und weg ist der Schluckauf.«

»Genial!«, stoße ich hervor, und Doris fragt: »Und das klappt immer?«

Ralf schüttelt den Kopf. »Leider nicht. Manchmal liegt der Nerv ein bisschen tiefer oder man trifft nicht die richtige Stelle – dann funktioniert's nicht. Aber ich würde sagen, in acht von zehn Fällen hat man mit der Methode Erfolg.«

Dann zeigt er zuerst Doris und dann mir die Stelle zwischen den Halsmuskeln, auf die man drücken muss, und führt uns am Unterarm vor, welche Kraft man dabei wie lange ausüben sollte.

»Probiert's einfach mal aus«, macht er uns zum Schluss Mut. »Wenn's hinhaut, garantiere ich euch, dass ihr damit ordentlich Eindruck schindet.«

»Muss ich echt mal versuchen«, sage ich. »Meine Frau ist dafür das ideale Studienobjekt. Die hat mindestens dreimal in der Woche so einen Hickser. Manchmal auch öfter. Vielleicht führst du mir mal an meinem Hals vor, wo genau ich drücken muss?«

Ralf nickt, baut sich vor mir auf und presst mir gleich darauf jeweils drei Finger seitlich an den Hals. »Genau hier.«

Doris sieht interessiert zu. »Wenn das Zwerchfell der wichtigste Atemmuskel ist, weil es sich ja bei jedem Luftholen zusammenzieht, dann ist das vermutlich der aktivste Muskel im Körper«, sagt sie. »Oder?« Ralf schüttelt den Kopf. »Keineswegs. Der Herzmuskel ist viel aktiver. Schließlich saugt der pausenlos Blut an und pumpt es in den Körper. Durchschnittlich siebzig bis achtzig Mal in der Minute, und das vom ersten bis zum letzten Atemzug. Im Studium habe ich gelernt, dass er dazu täglich so viel Energie benötigt wie ein Lastwagen, um dreißig Kilometer weit zu fahren. Das Zwerchfell bewegt die Lunge dagegen in der Minute nur etwa achtzehn Mal. Und das ja auch nur jeweils beim Einatmen.«

»Wie meinst du das?«, frage ich.

»Na ja, die Lunge sitzt dem Zwerchfell auf, besser gesagt, sie ist von ihm nur durch einen dünnen, flüssigkeitsgefüllten Spalt getrennt, in dem ein permanenter Unterdruck herrscht. Kontrahiert sich die Muskelplatte, zieht sie die Lunge zwangsweise nach unten und erweitert sie so. Dabei strömt Luft über die Luftröhre und die Bronchien in sie hinein. Ganz automatisch. Das ist wie bei einem Blasebalg. Wenn man den ausdehnt, saugt er auch Luft an. Dabei verbraucht das Zwerchfell natürlich Energie. Das Ausatmen geht dagegen ganz von selbst vonstatten. Das Zwerchfell muss sich dazu nur entspannen, dann schnurrt die Lunge aufgrund ihrer Elastizität ruckzuck zusammen, ohne jeglichen Kraftaufwand, und die verbrauchte Atemluft strömt aus ihr raus.« Ralf macht eine kurze Pause und streicht sich versonnen über den Bart. »Was natürlich nicht heißt, dass Zwerchfell und Lunge Faulpelze wären. Immerhin atmet ein Erwachsener jeden Tag mindestens 10 000 Liter Luft ein und wieder aus. Das sind in einem durchschnittlichen Leben gewaltige 300 Millionen Liter und damit eine Menge, mit der – hab ich mal wo gelesen – sich ein durchschnittliches Einfamilienhaus fast tausend Mal füllen ließe.«

»Kann man kaum glauben«, sinniere ich leise. Um dann lauter hinzuzufügen: »Dann ist also das Herz der aktivste Muskel in unserem Körper?«

Ralf schüttelt lächelnd den Kopf. »Mitnichten. Diesen Rekord halten unsere Augenmuskeln, und zwar mit großem Abstand. Die bewegen sich nämlich jeden Tag schätzungsweise mehr als hunderttausend Mal. Jetzt könnte man ja einwenden, im Gegensatz zu Herz und Zwerchfell hätten die doch immerhin nachts ihre Ruhe, schließlich haben wir da ja die Augen geschlossen.

Doch das stimmt nicht. Denn auch in den sogenannten REM-Phasen, in denen wir träumen, sind sie unablässig damit beschäftigt, unsere Augäpfel hin- und herzurollen. REM ist schließlich die Abkürzung für ›Rapid-Eye-Movements‹, also schnelle Augenbewegungen.«

»Das wundert mich eigentlich nicht«, sage ich. »Du hast mir ja erklärt, dass die die ganze Zeit damit beschäftigt sind, das Bild auf unserer Netzhaut stabil zu halten. Egal, wie heftig wir uns bewegen. Das müssen ja jeden Tag Unmengen von Aktionen sein. Erstaunlich, dass das ganz ohne Muskelkater abgeht.«

»Unsere Augenmuskeln sind also die aktivsten in unserem Körper«, sagt Ralf. »Aber welcher Muskel ist wohl der flexibelste? Ich meine, der beweglichste?«

Ich denke kurz nach, dann antworte ich: »Das müssten die Fingermuskeln sein. Ich denke nicht, dass wir einen anderen Körperteil haben, mit dem wir derart vielseitige Aktionen ausführen können. Hab ich recht?«

Ralf lächelt sanft. »Nein, leider nicht. Und zwar deshalb nicht, weil an der Handbewegung viele kleine Muskeln beteiligt sind, von denen jeder einzelne nur ganz bestimmte Teilaufgaben erfüllt. Erst in ihrem Zusammenwirken ermöglichen sie, die Finger zu beugen, zu strecken, sie abzuspreizen oder zusammenzupressen. Wobei der Daumen mit Abstand die Hauptrolle spielt, weil er der einzige Finger ist, mit dem wir mühelos alle anderen berühren können. Doris, was meinst du: Welcher Muskel ist der flexibelste?«

Doris zuckt die Schultern. »Da habe ich, offen gestanden, keine Ahnung. Ich weiß nur, dass der Steigbügelmuskel im Mittelohr unser

kleinster ist. Der ist gerade mal etwas mehr als einen halben Zentimeter lang. Aber der flexibelste?«

Ralf streckt seine Zunge raus, rollt sie der Länge nach zusammen,
bewegt sie hin und her und auf und ab. »Na?«

»Klar!«, rufe ich aus und klatsche mir dabei mit der Hand an die
Stirn. »Da hätte ich eigentlich draufkommen können.«

»Und wisst ihr«, fragt Ralf weiter, »warum die Zunge derart beweglich ist? Weil sie aus mehreren Anteilen besteht und weil sie vor
allem nicht von einer Faszie, einer straffen Muskelhaut, umgeben ist,
die ihr eine bestimmte Form aufzwingt. Deshalb eignet sie sich nicht
nur hervorragend zum Essen und Trinken, sondern auch zum Küssen.
Stellt euch mal vor, die Zunge wäre ein schlapper Lappen ...«

Doris lacht auf. »Lieber nicht. Aber weil wir gerade bei den Muskeln sind: Da gibt es ein grundsätzliches Verständnisproblem, auf das
ich bei meinen Schülern immer wieder stoße.«

»Und das wäre?«, frage ich.

»Nehmen wir zum Beispiel den Muskel, den wir spüren, wenn wir
eine Hand auf die Wange legen, während wir fest zubeißen. Der heißt
Masseter und ist einer von mehreren Kaumuskeln. Wenn ich in der
Schule frage, was dieser Masseter macht, bekomme ich todsicher zur
Antwort: ›Der öffnet und schließt den Mund‹«.

»Und das ist falsch?«

»Und ob. Denn kein Muskel in unserem Körper kann zwei gegen-
sätzliche Aktionen ausführen. Weil er nur zwei Möglichkeiten hat:
sich anzuspannen oder locker zu lassen. Wenn besagter Masseter, der
das Jochbein mit dem Unterkiefer verbindet, sich kontrahiert, zieht er
logischerweise den Unterkiefer nach oben. Das heißt, er schließt den
Mund. Er kann den Unterkiefer aber nicht abwärts schieben. Und das
gilt ganz allgemein: Jeder Muskel kann entweder nur ziehen oder es
bleiben lassen. Und das bedeutet im Fall des Mundöffnens, dass die
dafür zuständigen Muskeln den Unterkiefer abwärts ziehen, also von
unten an ihm angreifen müssen. Oder nehmen wir den bekannten
Bizeps. Wenn der sich anspannt – was man ja gut sehen kann –, zieht

er den Unterarm nach oben, beugt also das Ellenbogengelenk. Wollen wir den Unterarm jedoch gegen einen Widerstand strecken, müssen wir dazu den Trizeps an der Außenseite des Oberarms anspannen. Und so ist das bei sämtlichen Muskeln, die antagonistische Bewegungen ausführen: Es sind dazu immer mindestens zwei nötig.«

Sie blickt mich eine Weile wortlos an, dann fügt sie, während sie ihre Brille hochschiebt, hinzu: »Der Masseter ist übrigens, gemessen an seiner Größe, unser stärkster Muskel. Beim festen Kauen kann er einen Druck von bis zu 60 Kilo pro Quadratzentimeter aufbauen. Damit übertrifft er sogar die Kaumuskeln eines Wolfs.«

Warum Chips und Schokolade süchtig machen

Mal wieder ein Fernsehabend. Zu siebt sitzen wir vor der Glotze und verfolgen mehr oder weniger gespannt eine neue Folge *Der Bergdoktor*. Der wird wie jedes Mal, wenn er gerade mit einer bildhübschen Frau ins Bett steigen will, zu einem Notfall gerufen. Und wie jedes Mal blendet er dem Unfallopfer als erste Maßnahme mit einer Stablampe in die mit den Fingern aufgehaltenen Augen.

»Warum tut der das?«, fragt Malia, als der Film zu Ende ist. »Was soll das komische In-die-Augen-Leuchten?«

»Das ist alles andere als komisch«, erklärt Ralf, »sondern eine durchaus sinnvolle Maßnahme, um sich als Arzt rasch ein Urteil zu bilden, ob der Verunfallte vielleicht ein schweres Schädel-Hirn-Trauma erlitten hat. Bei einem intakten Gehirn ziehen sich die Pupillen beider Augen, wenn man reinleuchtet, reflexartig zusammen, werden also deutlich kleiner. Und zwar auf beiden Seiten. Wenn aber nach einer schweren Verletzung im Schädelinneren der Druck steigt, drückt das Gehirn auf den Sehnerv. Dadurch wird die Pupille gereizt, sie wird enger und reagiert nicht mehr auf den plötzlichen Lichteinfall. Steigt der Hirndruck noch weiter, presst er den Nerv immer stärker zusammen, bis dieser schließlich regelrecht abgeklemmt wird. Das zeigt sich dann an einer weit offenen, vollkommen reaktionslosen Pupille. Dann ist mit einem schweren Hirnschaden, etwa einer massiven Blutung, zu rechnen.«

»Aha«, sagt Malia. »Dann kann ich wohl davon ausgehen, dass der Notarzt das nach meinem Unfall auch bei mir gemacht hat. Erinnern kann ich mich allerdings an so gut wie nichts mehr.«

Ralf nickt bedächtig. »Ja, vermutlich. Wobei es noch etwas gibt, was der gute Doktor Gruber bei neuen Patienten regelmäßig macht: die Lymphknoten abtasten. Und auch das macht durchaus Sinn.«

»Nämlich?«, fragt Malia.

»Lymphe ist im Grunde nichts anderes als Blutplasma, das aus den Gefäßen herausgepresst worden ist. Das sind immerhin an die fünf Liter Flüssigkeit pro Tag. Sie sieht milchig aus und enthält Nähr- und Sauerstoff zur Versorgung der Zellen. Der Rücktransport in die Blutbahn, genauer gesagt in die rechten Herzvorhof, erfolgt über spezielle Gefäße, die man in ihrer Gesamtheit als Lymphsystem bezeichnet. In diese Gefäße sind rund sechs- bis siebenhundert Filterstationen eingeschaltet, eben die besagten Lymphknoten. Das sind linsen- bis bohnengroße Organe, die die Lymphe reinigen, indem sie sie von Gewebstrümmern sowie im Fall einer Infektionskrankheit von Mikroorganismen und ihren Giftstoffen befreien. Dabei zeigen sie selbst entzündliche Reaktionen und schwellen an. Daneben produzieren sie spezielle Abwehrzellen, die Lymphozyten, die bei der Bekämpfung infektiöser Prozesse ebenfalls eine wichtige Rolle spielen. Ist im Rahmen einer solchen Abwehrmaßnahme die Lymphozytenproduktion massiv gesteigert, so führt auch das zu einer tastbaren Schwellung der Lymphknoten, und zwar stets in der Nähe des Infektionsherdes. Die größten finden sich an Hals und Kopf, an der Brust, in den Achselhöhlen sowie in der Leistengegend und um den Bauch herum. Sind beispielsweise diejenigen am Hals geschwollen, so deutet das auf eine Erkrankung im Kopfbereich hin: auf eine Mandel- oder Mittelohrentzündung etwa oder auf eitrige Prozesse im Bereich der Kiefer und Zähne.«

Als *Der Bergdoktor* zu Ende ist, hat offenbar niemand mehr Lust auf Fernsehen. Während irgendwer den Ton leiser stellt, blicke ich mich verstohlen um. In der Ecke sitzen drei Frauen, von denen ich nur Helga näher kenne, und unterhalten sich angeregt. Doris neben mir liest interessiert in irgendeinem wissenschaftlichen Artikel, Malia hat wie immer ein aufgeschlagenes Schulbuch vor sich liegen, beschäftigt sich aber die meiste Zeit mit ihrem Smartphone. Ralf blättert in einer Zeitschrift, und ich nehme mir gerade zum x-ten Mal vor, endlich die Schüssel mit den Kartoffelchips in Ruhe zu lassen und mir nicht immer noch ein weiteres Knusperteil in den Mund zu schieben.

»Warum tut man das?«, frage ich Malia, als die einmal von ihrem Handy hochblickt und mich mitleidig angrinst. »Warum kann man mit den Scheißdingern, wenn man einmal damit angefangen hat, nicht wieder aufhören?«

»Da bist du bei mir genau an der Richtigen«, sagt sie mit hörbarem Stolz in der Stimme. »Über das Suchtpotenzial bestimmter Lebensmittel habe ich nämlich am Abendgymnasium vor gar nicht langer Zeit einen ZLN gehalten. In Bio. Und eine glatte Eins bekommen.«

»ZLN?«, frage ich mit gefurchter Stirn. »Nie gehört.«

»Zusätzlicher Leistungsnachweis. Davon muss jeder pro Schuljahr zwei ausarbeiten und vortragen. Fach und Thema kann er sich in Absprache mit dem jeweiligen Lehrer aussuchen.«

»Interessant. Also, dann lass mal hören.«

»Okay. Also die Sache mit den Chips ist die: Früher dachte man, der suchterzeugende Bestandteil sei ein Geschmacksverstärker namens Natriumglutamat. Wenn der mit speziellen Sinnesknospen auf der Zunge in Berührung käme, würden diese unverzüglich ein Signal an das Gehirn senden. Und das würde dort so interpretiert, als drohe ohne das Zeug eine schwere Mangelerkrankung. Woraufhin das Gehirn natürlich auf der Stelle das Verlangen nach weiterem Glutamat ankurbeln würde.

Aber diese Theorie gilt mittlerweile als überholt. Vielmehr haben Versuche mit Ratten gezeigt, dass der Appetit der Tiere geradezu ins Unermessliche steigt, wenn man ihnen Nahrungsmittel mit einem Verhältnis Kohlenhydrat zu Fett von 45 zu 35 vorsetzt, wenn sie also, grob gesagt, zur Hälfte aus Kohlenhydraten und zu einem Drittel aus Fett bestehen. Und vieles spricht dafür, dass das bei uns Menschen ganz genauso ist. Untersuchungen, bei denen man dem Gehirn gewissermaßen bei der Arbeit zugesehen hat, haben jedenfalls ergeben, dass bei Versuchspersonen, die derlei Lebensmittel gegessen haben, sofort das sogenannte Belohnungszentrum angesprungen ist, was das Verlangen nach mehr ausgelöst hat. Warum gerade diese Zusammensetzung einen derartigen Heißhunger hervorruft, darüber gibt es bislang nur Theorien, genau weiß man das noch nicht. Das Phänomen hat sogar einen eigenen Fachausdruck. Wollen doch mal sehen, ob Ralf den kennt.«

Sie klopft Ralf, der sich in eine Fachzeitschrift vertieft hat und bislang offenbar weder dem Fernseher noch Malia und mir zugehört hat, sanft auf die Schulter. »Sag mal, Ralf, hast du schon mal was von hedonischer Hyperphagie gehört?«

Ralf blickt verwirrt auf. »*Wie* heißt das?«

»Hedonische Hyperphagie.«

Er lässt die Zeitschrift langsam sinken und denkt nach. »Nein«, sagt er dann. »Gehört noch nie. Aber ich kann mir denken, was das bedeutet.«

»Und das wäre?«

»›Hedonisch‹ oder ›hedonistisch‹ bedeutet ›ausschließlich auf den Gewinn von Lust und Genuss gerichtet‹, und ›hyper-‹ steht schlicht für ›mehr‹. Wenn man dann noch weiß, dass alle medizinischen Fachausdrücke mit dem Wortteil ›-phag‹ etwas mit dem Schlucken beziehungsweise Essen zu tun haben, dann kann man schließen, dass eine hedonische Hyperphagie ein lustbetontes, sprich ausschließlich dem Genuss dienendes Essen ist. Vermutlich ist ein Phänomen gemeint, das wir wohl alle kennen: Man isst weit über seinen Hunger hinaus, nur weil es einem gerade so gut schmeckt. Umgangssprachlich nennt man das Fresssucht. Richtig?«

»Bingo!«, ruft Malia so laut, dass sich ihr alle Köpfe im Raum zuwenden. »Perfekt hergeleitet.« Dann lächelt sie Doris, Ralf und mich mit ihrem breiten Mund ganz lieb an und fügt hinzu: »Wobei das offenbar von Mensch zu Mensch unterschiedlich ist. Ich selbst esse zwar auch gerne Kartoffelchips und habe ebenfalls Mühe aufzuhören, bevor die Packung leer ist. Aber noch viel schwerer fällt mir das bei Schokolade.«

»Und wie lässt sich *das* erklären?«, frage ich. »War das auch Inhalt deines Vortrags?«

Sie nickt begeistert. »War es.« Offenbar macht es ihr Spaß, ihr Wissen kundzutun. »Auch dabei spielt, wie übrigens auch bei Nutella, das magische Kohlenhydrat-Fett-Verhältnis von 45 zu 35 eine entscheidende Rolle. Hinzu kommt noch der süße Geschmack. Evolutionsforscher sind nämlich fest davon überzeugt, dass uns das Verlangen danach angeboren ist. Schon unsere steinzeitlichen Vorfahren aßen mit Vorliebe Süßes, wenn sie es bekommen konnten. Erstens liefert Zucker besonders rasch Energie, und zweitens ist süß Schmeckendes so gut wie nie giftig. Tollkirschen sind vielleicht eine Ausnahme, aber so richtig süß sind die ja auch nicht. Heute wissen wir, dass unser Gehirn, wenn wir Zucker essen, Dopamin und Serotonin freisetzt, und die stimulieren wiederum das Belohnungszentrum. Außerdem scheint speziell Fruchtzucker Hunger erzeugende Hormone zu unterstützen, sodass wir gar nicht mitbekommen, dass wir eigentlich längst satt sind und, weil es ja sooo gut schmeckt, immer mehr von dem süßen Zeug in uns reinstopfen.«

»Ich habe neulich im Radio eine Sendung über Nahrung und Essen gehört, in der es unter anderem auch um die vermaledeite Schokoladensucht ging«, meldet sich da Helga, die Ex-Hauswirtschaftslehrerin, zu Wort. »So was tut mich nämlich nach wie vor interessieren, auch wenn ich nicht mehr im Schuldienst bin. Da ging es um die Aktivierung des Belohnungssystems durch Zucker und um das Kohlenhydrat-Fett-Verhältnis. Aber dann kam ein Wissenschaftler zu Wort, der noch etwas anderes zu bedenken gab. Demnach ist das Verlangen nach Süßem auch eine Art Lernprozess. Wer Schokolade von Kind an immer wieder dazu benutzen tut, das Hungergefühl zu besänftigen, oder wer für gute Leistungen damit belohnt, bei Traurigkeit damit getröstet und bei Sehnsucht nach Geborgenheit damit beruhigt wird, greift auch als Erwachsener bei ähnlichen Gemütsstimmungen gerne zur Schokolade als Belohnungs- und Trostmittel.«

»Meinst du, da ist was dran?«, fragt Malia und zwirbelt dabei hingebungsvoll eine Haarlocke zwischen ihren schlanken Fingern.

»Scheint so«, erwidert Helga, »Angeblich haben nämlich Studien gezeigt, dass Kinder, die von klein auf mit nicht essbaren Dingen, also etwa mit Spielzeug oder einem Bilderbuch, belohnt werden, später weit weniger Verlangen nach Süßem und speziell nach Schokolade haben.«

»Klingt irgendwie schlüssig«, stimmt Ralf zu. »Meine Frau und ich haben bei unseren Kindern von Anfang an dafür gesorgt, dass sie Schokolade nur in seltenen Ausnahmefällen bekommen, und ihnen zum Geburtstag lieber etwas zum Beschäftigen oder eine Aktion mit der ganzen Familie, etwa den Besuch eines Freizeitparks, geschenkt. Und tatsächlich können alle drei bis heute eine Tafel Schokolade problemlos liegen sehen, ohne sich gleich darüber herzumachen.« Er hält kurz inne und blickt uns einen nach dem anderen an. »Die hedonische Hyperphagie scheint also ursächlich wirklich mit der Erziehung zu tun zu haben. Bei mir ist es übrigens Kaugummi, dem ich nur schwer widerstehen kann. Vor allem, wenn ich Auto fahre, verbrauche ich dabei enorme Mengen.«

»Soll ja die Nerven beruhigen«, meint Doris, die sich inzwischen auch zu uns gesellt hat. »Und gelassen machen.«

»Mag sein«, sagt Ralf. »Aber mir geht's vor allem um den Geschmack. Außerdem ist Kaugummi, sofern er zuckerfrei ist, gut für die Zähne.«

»Echt?«, frage ich dazwischen. »Warum denn das?«

»Na ja, zum einen presst er sich in alle Nischen und Vertiefungen der Zähne sowie in die Zwischenräume. Dabei entfernt er einen Großteil der dort sitzenden Beläge. Zum anderen regt er die Speichelproduktion an. Das beugt Karies vor, weil reichlich Flüssigkeit viele Bakterien wegspült.«

»Hab ich jetzt nicht gewusst«, gebe ich zu. »Aber das Problem bei Kaugummi ist doch, dass man ihn irgendwann entsorgen muss. Und ihn einfach auf den Boden zu spucken ist ja wohl nicht die feine englische Art.«

»Ich kaue selten welchen«, wirft Malia ein. »Aber wenn, dann wickle ich ihn nach Gebrauch in ein Papiertaschentuch, das ich dann irgendwo in einen Abfallbehälter werfe.«

»Kann man machen«, sagt Ralf und grinst uns an. »Aber warum so umständlich? Ich schlucke meinen einfach runter.«

»Du? Als Arzt?«, stößt Doris hervor. »Du solltest es doch eigentlich besser wissen! Warte nur, bis du dir den Magen verklebt hast. Nein, das würde ich nie tun.«

Ralf winkt ab. »Ach was! Gründlich durchgekauter Kaugummi ist schlicht unverdaulich. Und da er keinerlei scharfe Kanten oder Haken hat, besteht nicht das geringste Risiko, dass er irgendwo im Darm hängen bleibt. Vielmehr gleitet er wie ein Stück weicher Kunststoff ungehindert durch den Verdauungstrakt und wird am Schluss einfach zusammen mit den anderen unverwertbaren Nahrungsbestandteilen ausgeschieden. Schließlich kaust du ja keine tennisballgroßen Stücke.«

»Wenn du meinst«, sagt Doris, scheint aber keineswegs überzeugt zu sein.

»Apropos Tennisball«, schalte ich mich ein. »Habt ihr Lust auf eine kleine Rechenaufgabe?«

»Na ja«, sagen Malia und Helga im Chor, und Doris ergänzt: »Wenn's unbedingt sein muss.«

»Hat mit Rechnen nur am Rand zu tun«, versuche ich, sie neugierig zu machen. »Eher mit Denken. Und da seid ihr doch alle spitze, oder?« Ich warte die Antworten und möglichen Einwände nicht ab und fahre fort: »Also, ein Tennisschläger und ein Ball kosten zusammen 110 Euro. Der Schläger ist 100 Euro teurer als der Ball. Wie viel kostet der Ball?«

»Du willst uns verarschen«, stößt Malia hervor. »Natürlich 10 Euro.«

Ich schüttle den Kopf. »Das sagt spontan fast jeder. Aber das ist natürlich falsch. Ganz so einfach ist die Sache nun auch wieder nicht.«

Malia lässt ihre schwarze Mähne wirbeln, dann nimmt sie eine Locke zwischen Daumen und Zeigefinger der rechten Hand und zwirbelt sie hingebungsvoll. »Versteh ich jetzt nicht. Was ist daran falsch?«

»Na ja, wenn der Schläger 100 Euro kostet und der Ball 10, dann ist der Schläger um wie viele Euro teurer als der Ball?«

Malia kneift beim Nachdenken eine Weile wortlos die Augenbrauen zusammen, dann murmelt sie kaum hörbar: »Ach so. 90 natürlich. Aber der Unterschied soll 100 Euro sein, richtig?«

»Exakt. Also, was kostet der Ball?«

»Ist doch klar«, schaltet sich jetzt Doris ein. »5 Euro. Das macht dann für den Schläger 105 Euro, und schon stimmt die Sache.«

»Bravo«, lobe ich. »Genau so ist es.«

»Darf ich mich kurz einmischen?«, ertönt in dem Moment eine männliche Stimme in meinem Rücken.

Ich drehe mich um und blicke in die schmalen Augen eines älteren Herren. »Klar. Nur zu.«

Ich habe den Mann bisher, glaube ich, höchstens ein-, zweimal gesehen. Er scheint relativ neu in der Klinik zu sein. Er ist mittelgroß und stämmig, hat lichte, grauweiße Haare mit einer ausgeprägten Stirnglatze und trägt eine auffällig große Brille.

»Ich heiße Werner Kullmann«, stellt er sich vor, um sich sofort wieder zu verbessern: »Ach ja, hier spricht man sich ja mit Vornamen an. Also, ich bin der Werner.«

Wir anderen nennen ebenfalls der Reihe nach unsere Namen, dann erkundige ich mich: »Was hast du denn auf dem Herzen, Werner?«

Er räuspert sich ausgiebig, bevor er antwortet: »Ich habe – Bitte um Nachsicht – vorhin ein bisschen gelauscht. Weil ich selbst auch so ein Schleckermaul bin und von einer Tafel Schokolade erst ablassen kann, wenn nichts mehr übrig ist. Aber dann hat der Herr hier ...« – er deutet mit dem Kopf auf Ralf – »... etwas von Speichel gesagt. Ich glaube, dass der stärker fließt, wenn man Kaugummi kaut. Hab's nicht richtig verstanden. Mein Gehör ist nämlich nicht mehr das beste. Jedenfalls ist mir da sofort wieder eine Frage eingefallen, die mir schon eine ganze Weile im Kopf rumgeht.«

»Und die wäre?«, fragt Ralf.

»Wir schlucken die ganze Zeit unseren Speichel runter, ohne dass uns das die geringste Überwindung kostet. Wenn wir ihn aber ausgespuckt vor uns sehen, finden wir ihn plötzlich eklig und können uns beim besten Willen nicht vorstellen, ihn wieder aufzuschlecken und zu schlucken. Warum ist das so?« Wieder räuspert er sich lange und kräftig.

»Das ist in der Tat erstaunlich.« Wie immer, wenn er intensiv nachdenkt, reibt sich Ralf seinen dunklen Kinnbart. »Denn auch beim Küssen bekommen wir ja den Speichel der Partnerin oder des Partners in den Mund, ohne dass uns das stört. Wenn dieselbe Person aber nach dem Trinken ihr Glas abstellt und daran läuft ein dicker, glibberiger Spuckebatzen herunter, ekelt es uns, daraus zu trinken. Eine entscheidende Rolle bei diesem Dilemma spielt sicher, dass unser Speichel stets eine mehr oder minder große Menge Schleim enthält, den wir

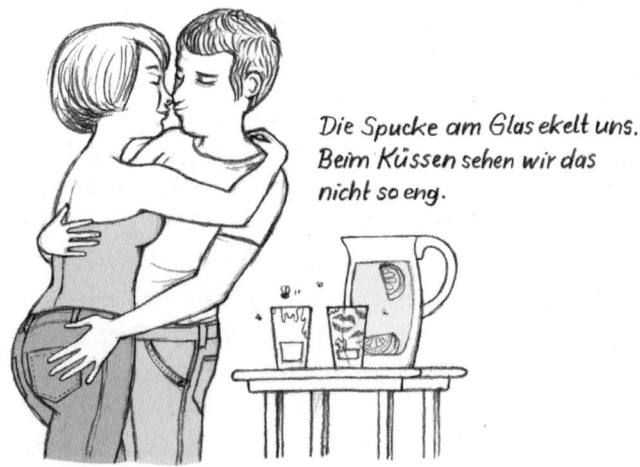

Die Spucke am Glas ekelt uns. Beim Küssen sehen wir das nicht so eng.

beim Schlucken und Küssen nicht bemerken, aber deutlich erkennen, wenn wir einen Spuckefladen vor uns sehen. Und zähen, gelartigen Schleim – man kennt das auch vom Nasenwasser oder von dem, was wir manchmal bei starkem Husten ausspucken – empfinden wir nun einmal als eklig.«

»Hinzu kommt ein chemischer Prozess«, führt Doris die Erklärung fort. »Der Hauptakteur ist dabei das im Speichel gelöste und daher unsichtbare Natriumbikarbonat, das sich an der Luft in das weit weniger lösliche Natriumkarbonat umwandelt. Das lässt die sonst wasserklare Flüssigkeit trüb werden und verleiht ihr dadurch ein höchst unappetitliches Aussehen. Und schließlich ist ausgespuckter Speichel durch die darin eingeschlossene Luft in der Regel mehr oder weniger schaumig – auch das empfinden wir als ziemlich abstoßend.«

»Interessant«, sagt Werner. »Das war ja wirklich eine fundierte Erklärung. Herzlichen Dank dafür. Wobei ...«

»Wobei was?«, fragt Malia, die bislang wortlos zugehört hat.

»Wobei sich natürlich die Frage aufdrängt, warum wir überhaupt etwas als eklig empfinden beziehungsweise was Ekel eigentlich ist. Ich meine, wie er grundsätzlich zustande kommt.«

»Darüber hatte ich mit meiner Abiturklasse in Bio noch vor gar nicht langer Zeit eine ausführliche Diskussion«, erklärt Doris. »Bei der sich von Anfang an gezeigt hat, dass die Schüler, je nach ethnischer Zugehörigkeit, ganz unterschiedliche Dinge abstoßend fanden. Womit ja wohl feststeht, dass das fiese Ekelgefühl vor allem eines ist: angelernt. Tatsächlich ist es Kleinkindern in der Regel so gut wie fremd. Die stecken sich mit Vergnügen schleimige Würmer in den Mund und gehen selbst mit ihren eigenen Ausscheidungen oft geradezu lustvoll um. Erst im Lauf ihrer weiteren Entwicklung entsteht ein zunehmendes Ekelgefühl – maßgeblich beeinflusst von Eltern, Freunden und nicht zuletzt den Medien, allen voran dem Fernsehen. Was einen abstößt, ist von Mensch zu Mensch verschieden. Während dem einen kalte Schauer den Rücken runterlaufen, wenn er nur von Weitem eine Spinne oder Ratte sieht, macht es einem anderen nicht das Geringste aus, die Tiere anzufassen, ja sogar, sie auf dem Körper rumkrabbeln zu lassen.«

»Igitt!«, entfährt es Helga. »Ratten! Wenn ich nur an die widerlichen Viecher denken tu, wird mir übel. Ich glaube, das geht den meisten Menschen hierzulande so.«

Zustimmendes Kopfnicken ringsum bestätigt ihre These.

»Bemerkenswert ist«, nimmt Doris wieder den Faden auf, »dass du von ›hierzulande‹ sprichst. Denn, wie schon gesagt, die Abscheu gegen bestimmte Dinge hängt ganz entscheidend davon ab, woher man stammt und wie man aufgewachsen ist. Klar, Kot, Verwesungsgestank und der Anblick vergammelter Lebensmittel lösen wohl bei fast allen Menschen intensive Ekelgefühle aus. Aber es gibt zum Beispiel in Sardinien einen beliebten Käse, in dem sich lebende Maden tummeln, während in Schweden ein monatelang vergorener Fisch, der übel riecht und Massen von Fliegen anzieht, als ausgesprochene Delikatesse gilt. Aber Ekel kann sich auch gegen ganz andere Dinge richten, gegen ansteckende Krankheiten etwa, ja sogar gegen bestimmte Verhaltensweisen anderer Menschen, wenn die beispielsweise bei einem Schnupfen ständig geräuschvoll die Nase hochziehen oder immer wieder laut rülpsen.«

Im Gehirn scheint es sogar ein regelrechtes Ekelzentrum zu geben, das beim Anblick oder Geruch widerwärtiger Dinge ein intensives Gefühl des Unwohlseins, verbunden mit Übelkeit und Brechreiz, auslöst. Vermutlich ist das ein uralter, von unseren steinzeitlichen Vorfahren übernommener Mechanismus, der uns vor schlimmen Krankheiten bewahren soll, indem er Giftstoffe möglichst schnell wieder aus dem Körper befördert. Dafür spricht nicht zuletzt, dass der Gesichtsausdruck, den man dabei unwillkürlich produziert, anscheinend weltweit derselbe ist und überall verstanden wird: gerümpfte Nase, hochgezogene Oberlippe, nach unten wandernder Mundwinkel.«

»Ich habe mal von einem jungen Mann gelesen«, schalte ich mich jetzt in Doris' Vortrag ein, »bei dem ein Schlaganfall genau die Region im Gehirn zerstört hatte, in dem man den Sitz des Ekelzentrums vermutet. Der Typ war danach nicht mehr in der Lage, in den Gesichtern anderer Menschen besagten Ausdruck tiefer Abscheu wahrzunehmen. Und er selbst ekelte sich auch nicht mehr. Sogar der Anblick und Geruch von madendurchsetztem, faulendem Fleisch ließ ihn völlig kalt.«

»Man weiß echt nicht, ob man den Kerl bedauern oder beneiden soll«, sagt Helga nachdenklich. »Aber vermutlich hat Ekel eher einen positiven, sprich schützenden, als einen negativen Effekt. Wahrscheinlich tut er uns davor behüten, uns krank machenden Einflüssen auszusetzen. Und damit, dass mich Schlangen und Ratten zutiefst anwidern, kann ich ja eigentlich ganz gut leben.«

Warum es gesund ist, die Nase hochzuziehen

Helga erhebt sich mühsam und schlurft mit ihrem Rollator zum Fernseher, um ihn abzuschalten. Denn mittlerweile ist außer uns sechsen niemand mehr im Raum, den das Programm vielleicht interessiert, und wir können auf das permanente Hintergrundgeräusch weiß Gott verzichten.

»Wollen wir uns nicht über etwas anderes unterhalten?«, lässt sich Malia vernehmen. »Sonst wird mir noch allein vom dauernden Reden über das eklige Zeug ganz anders.«

»Wie bitte?«, fragt Werner, und Malia wiederholt ihren Einwand.

»Da muss ich mich wohl entschuldigen«, krächzt Werner und fährt, nachdem er sich kräftig geräuspert hat, fort: »Schließlich war ich es, der das Thema angeschnitten hat.«

»Können wir«, sagt Ralf und schiebt Werners Einwurf mit einer weit ausholenden Armbewegung zur Seite. »Und ich weiß auch schon, worüber. Denn gerade war doch von kalten Schauern die Rede. Er macht eine kurze Pause und vergewissert sich mit einem Rundumblick, dass ihm alle aufmerksam zuhören. »Habt ihr euch schon mal Gedanken gemacht, warum die einem immer den Rücken, aber nie den Bauch runterlaufen?«

Wieder blickt er in die Runde. Alle, mich eingeschlossen, schütteln einhellig den Kopf.

»Also, das liegt daran«, nimmt Ralf wieder den Faden auf, »dass über den gesamten Rücken Nervenfasern ziehen, die pausenlos Temperatur-, Schmerz- und vor allem Druckempfindungen Richtung Zentralnervensystem leiten beziehungsweise in umgekehrter Richtung bestimmte Muskeln betätigen. Die werden von viel mehr Fasern des vegetativen Nervensystems – das unsere unbewussten Körperfunktionen steuert – begleitet, als das auf der Vorderseite, also an Brust und Bauch, der Fall ist. Diese vegetativen Nervenfasern sorgen im Fall von Angst oder Schrecken dafür, dass sich die oberflächlichen Blutgefäße blitzartig zusammenziehen, woraufhin weniger wärmendes Blut durch die Haut des Rückens strömt. Und das löst dann die bekannten kalten Schauer aus.«

»Die ja auch«, sagt Werner, »allein durch bestimmte Geräusche ausgelöst werden können. Bei mir ist das vor allem Holz, das auf Stein schabt. Schon wenn ich nur daran denke, bekomme ich eine Gänsehaut. Bei vielen meiner früheren Mitschüler war es das Quietschen von Kreide auf einer Schultafel, und bei wieder anderen ist es Styropor, wenn man darauf mit dem Fingernagel rumkratzt.«

»Richtig«, bestätigt Ralf. »Wobei bis heute niemand den genauen Grund beziehungsweise Auslösemechanismus des merkwürdigen Fröstelns kennt. Fest steht nur, dass Menschen auf der ganzen Welt damit zu tun haben – wobei erstaunt, dass die Lautstärke des auslösenden Geräusches offenbar ohne Bedeutung ist. Lange Zeit glaubten Wissenschaftler, es seien die schrillen, hohen Töne, doch als man entsprechende Laboruntersuchungen anstellte, konnte man bei den Versuchspersonen auch mit dem schrillsten Pfeifen nichts Vergleichbares hervorrufen. Dann fiel einigen Forschern auf, dass speziell das Kreidekratzen an der Tafel den Warnschreien bestimmter Affen ähnelt, und sie mutmaßten, die kalten Schauer seien Reste primitiver Reflexe, die einst unsere steinzeitlichen Vorfahren vor wilden Tieren gewarnt hätten. Und wieder andere vermuten, dass unangenehme Erfahrungen, die man im Lauf des Lebens macht, für das unangenehme Frösteln verantwortlich sind. Demnach verbinden manche Menschen das Quietschen von Kreide auf einer Tafel womöglich mit einem besonders fiesen Lehrer oder das Kratzen einer Gabel auf einem Teller mit der nervigen Vorschrift der Eltern, immer alles aufzuessen.

Aber das sind allesamt nur Annahmen, die nie auch nur ansatzweise bewiesen wurden. Apropos Gänsehaut ...« Wieder macht er eine längere Pause und blickt uns nacheinander aufmerksam an.»... Wisst ihr eigentlich, was es mit der auf sich hat? Ich meine, wie sie entsteht und warum?«

»Ich glaube«, sagt Malia, »die bekommen wir, wenn sich die feinen Härchen auf unserer Haut aufstellen. Richtig?«

Ralf lächelt sie breit an.»Richtig. Daraus wird deutlich, dass wir von Vorfahren abstammen, die am ganzen Körper dicht behaart waren, also ein richtiges Fell besaßen. Das hat sich wie bei fast allen anderen Säugetieren bei Kälte reflexartig aufgestellt. Mit dem Effekt, dass sich zwischen den Haaren ein isolierendes und damit wärmendes Luftpolster bildete. Dieser automatisch ablaufende Mechanismus hat bei unserer spärlichen Behaarung heutzutage zwar absolut keinen Sinn mehr, ist aber noch immer tief in unseren Genen verwurzelt. Schaut man sich das mal mit einer Lupe an, erkennt man, dass jedes einzelne Haar von einem winzigen Muskel aufgerichtet und dabei ein kleines Stück nach oben, also aus dem Hautniveau, herausgehoben wird. Dadurch entstehen lauter Miniaturhügelchen, und die erzeugen in ihrer Gesamtheit das bekannte Bild der Gänsehaut.«

»Das kapiere ich«, sagt Helga. »Aber warum bekommen wir die auch, wenn wir Angst haben? Zumindest tut es mir so gehen. Wenn ich mich bedroht fühlen tu, dauert es nur Sekunden, und meine Haut sieht aus wie die einer Gans, der man die Federn ausgerupft hat. Was hat das für einen Sinn?«

Ralf streicht sich nachdenklich über den Bart. »Das liegt vermutlich an einer uns erhalten gebliebenen Eigenschaft, die für unsere urzeitlichen Vorfahren ebenso nützlich war, wie sie es heute noch für viele Tiere ist. Ein Hund, der einem Artgenossen ans Leder will, stellt ebenso wie einer, der sich bedroht fühlt, automatisch seine Nacken- und Rückenhaare auf. So wirkt er für den Gegner erheblich größer und bedrohlicher. Bei unseren dicht behaarten steinzeitlichen Ahnen, für die Begegnungen mit gefährlichen Säbelzahntigern und Höhlenbären bestimmt nicht selten waren, mag dieser Effekt tatsächlich einen Angreifer abgeschreckt haben. Wenn wir jedoch in vergleichbaren Situationen noch immer die Haare aufstellen, ist das nichts weiter als ein im Grunde lächerliches Relikt aus einer fernen Epoche, das für uns in der heutigen Zeit, in der die Gefahr vielleicht in einem heranbrausenden Auto besteht, ganz und gar sinnlos geworden ist.«

Wieder macht Ralf eine kurze Pause, streicht sich diesmal aber nicht über den Bart, sondern durch die spärlichen Haupthaare. »Auf ein Detail unserer Ekeldebatte möchte ich noch kurz näher eingehen«, verkündet er dann. »Und zwar auf das Nase-Hochziehen.«

»Widerlich!«, stößt Malia aus. »Einfach widerlich! Ein Mann, der so was macht, ist bei mir ein für alle Mal unten durch.«

Ralf lächelt sanft. »Stimmt schon, vornehm ist das wirklich nicht. Wer seine gute Erziehung demonstrieren will, verwendet besser ein Papiertaschentuch, in das er den Nasenschleim möglichst dezent und geräuschlos reintropfen lässt. Aber das bringt natürlich nichts. Denn ganz ohne Druck bekommt man den Rotz nun mal nicht raus. Also wird wie ein Elefant lautstark trompetet. Das wird komischerweise toleriert, während es als außerordentlich unfein gilt, die Nase geräuschvoll hochzuziehen. Aus medizinischer Sicht ist das jedoch Blödsinn. Und zwar deshalb, weil man beim kraftvollen Schnäuzen einen erheblichen Druck erzeugt, und der befördert den mit Bakterien versetzten Schnodder nicht nur nach außen, sondern zum Teil auch in die Nasennebenhöhlen. Bei jedem Schnäuzen – das haben zahlreiche Untersuchungen übereinstimmend ergeben – wird etwa ein Milliliter Schleim in die Nebenhöhlen geblasen. Bei durchschnittlich dreißig Nasenreinigungen pro Schnupfentag ergibt das eine ganz beachtliche Menge.

So geht man ein erhebliches Risiko ein, zusätzlich zum Schnupfen auch noch eine eitrige Nasennebenhöhlenentzündung zu bekommen. Daher sollte man den Rotz tatsächlich besser hochziehen. Dann entsteht nämlich kein gefährlicher Über-, sondern vielmehr ein Unterdruck, der Absonderungen aus den Nebenhöhlen raussaugt und dadurch reinigend wirkt. Das Problem ist nur, dass das Hochziehen ohne unfeine Geräuschentwicklung leider unmöglich und im Beisein anderer deshalb kaum praktikabel ist. Außerdem bekommt man dabei den Glibber unweigerlich in den Mund, und wenn man ihn dann ausspuckt, ist das ebenfalls alles andere als vornehm. Deshalb tut man besser daran, ihn runterzuschlucken.«

»Pfui Teufel!«, entfährt es Malia. »Das ist ja erst recht voll eklig.«

»Aber ganz und gar risikolos, da die Magensäure die infektiösen Anteile neutralisiert. Niesen ist übrigens weit weniger gefährlich als Schnäuzen, weil sich dabei nur etwa ein Zehntel des Drucks aufbaut.«

Malia lässt mit angewidertem Gesichtsausdruck ihre schwarze Mähne wirbeln. »Das mag ja alles sein. Trotzdem werde ich niemals die Nase hochziehen. Niemals!«

Wieder lächelt Ralf sanft. »Das verlangt ja auch niemand von dir. Wir tun eine ganze Menge, was aus ärztlicher Sicht nicht unbedingt sinnvoll ist, nur um gesellschaftliche Normen zu erfüllen. Aber lassen wir das.« Er wendet sich Werner zu, wobei er deutlich lauter wird: »Weil wir gerade bei der Medizin sind: Was du da ständig veranstaltest, ist auch alles andere als empfehlenswert.«

»Ich?« Werner runzelt die Stirn. »Was tu ich denn?«

»Sei mir bitte nicht böse, wenn ich dich darauf anspreche. Aber dein ständiges Räuspern solltest du dir unbedingt abgewöhnen. Oft tut man das ja, weil man das Gefühl hat, im Hals, genauer gesagt im Kehlkopf, würde ein Fremdkörper stecken. Und den versucht man dann mittels Räuspern wegzubekommen. Falls das bei dir so ist, solltest du mal einen HNO-Arzt kontaktieren und die Ursache ermitteln lassen. Irgendetwas scheint da ja nicht zu stimmen. Kann sein, dass du eine Hausstauballergie hast. Aber sich zu räuspern, ist in einem solchen Fall wirklich keine gute Lösung. Viel besser ist Husten. Dabei schließen wir nämlich die Stimmritze im Kehlkopf und versuchen auszuatmen. Da das aber gerade unmöglich ist, steigt in der Lunge der Druck stark an. Wenn wir nun die Stimmritze plötzlich wieder öffnen, schießt die Luft mit mehr als zweihundert Stundenkilometern nach außen und reißt den Fremdkörper mit. Und genau das funktioniert beim Räuspern nicht. Das Problem ist, dass wir dabei zwar auch die Stimmbänder eng aneinanderlegen, aber längst nicht so fest. Dann pressen wir Luft durch den schmalen Schlitz, und das führt dazu, dass die Stimmbänder nicht wie beim Husten nur einmal kurz belastet werden, sondern die ganze Zeit vibrieren und vor sich hin rattern. Was ihnen alles andere als guttut. Zu allem Überfluss produzieren die Schleimhäute dann zu ihrem Schutz auch noch ein dickflüssiges Sekret ...«

»Was denn für ein Gerät?«, unterbricht ihn Werner.

»Sekret«, verbessert ihn Ralf, der nach und nach leiser geworden ist und jetzt wieder an Lautstärke zulegt. »Eine zähe Absonderung. Und die verstärkt den Drang, sich zu räuspern, noch mehr. Ein echter Teufelskreis. Da ist kräftiges Husten allemal viel besser. Das gilt übrigens auch bei einer Erkältung, bei der die Stimmbänder anschwellen und das berühmte Kratzen im Hals verursachen. Sich dann ständig zu räuspern, belastet die nur noch mehr. Also: Möglichst Ursache des Fremdkörpergefühls beseitigen und, wenn es zur aktuellen Erleichterung nötig ist, husten, aber bitte nicht räuspern!«

»Darüber habe ich mir, ehrlich gesagt, noch nie Gedanken gemacht«, sagt Werner. »Dann werde ich mir, sobald ich hier fertig bin, einen HNO-Termin geben lassen. Wobei ...« Er grinst Ralf verschmitzt an.

»Wobei was?«, fragt der und krault sich versonnen den Bart.

»Wobei zu husten anstatt sich zu räuspern sicher nicht immer und überall besser ist.«

»Was willst du damit sagen?«

»Na ja, im Konzertsaal beispielsweise. Da stört dezentes Räuspern mit Sicherheit viel weniger als bellender Husten.«

»Das stimmt natürlich«, gibt Ralf zu. »Da geht es ja auch allenfalls zweitrangig um die eigene Gesundheit, sondern in erster Linie um die anderen Zuhörer.«

»Richtig«, mischt sich Helga ein. »Damit man die nicht unnötig nerven tut. Dabei stellt sich natürlich die Frage nach dem Warum.«

Doris zieht die Augenbrauen zusammen. »Warum was? Warum man die übrigen Konzertbesucher nicht stören soll?«

»Nein, warum man in einer solchen Situation einen Hustenreiz so furchtbar schwer unterdrücken kann. Das kennt ihr doch sicher auch alle: Je mehr man sich anstrengt, bloß nicht zu husten, desto stärker wird der Drang. Bis man ihn am Ende nicht mehr beherrschen kann und losbellt.«

»Schuld daran«, erklärt Ralf, »ist eine charakteristische Eigenschaft der sogenannten Fremdreflexe ...«

»Nie gehört«, wirft Malia ein. »Was ist das, ein Fremdreflex?«

»Ein Reflex ist eine automatische, unwillkürlich und immer gleich ablaufende schnelle Reaktion auf einen auslösenden Reiz. Zum Beispiel, wenn du mit der Hand eine heiße Herdplatte berührst. Dann hast du die Hand schon weggezogen, bevor du den Schmerz spürst. Der Empfindungsimpuls läuft dabei von der Fingerspitze über einen Nerv zum Rückenmark. Dort wird er von einer sogenannten Synapse auf eine zweite übertragen, die dann einen Nervenimpuls Richtung Bizepsmuskel auslöst. Der zieht sich daraufhin zusammen und reißt den Unterarm von der Schmerzquelle weg nach oben. Kennzeichen eines Fremdreflexes ist also, dass daran mindestens zwei Synapsen beteiligt sind.

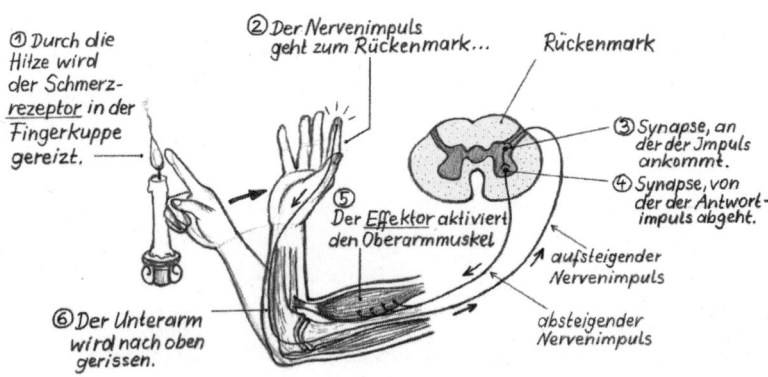

Fremdreflex: Rezeptor und Effektor sind räumlich getrennt.

Dagegen erfolgt die Umschaltung vom ankommenden auf den abgehenden Nervenimpuls bei einem Eigenreflex in ein und derselben Synapse. Das klassische Beispiel hierfür ist der bekannte Kniescheibenreflex, bei dem der Arzt mit einem Hämmerchen unterhalb der Kniescheibe auf die Sehne des Oberschenkelmuskels klopft. Der dadurch in dem Muskel ausgelöste Reiz läuft von diesem Richtung Rückenmark und wird dort in einer Synapse unmittelbar auf einen abgehenden Impuls umgeschaltet. Der veranlasst den Oberschenkelmuskel (der hier also sowohl auslösendes als auch reagierendes Organ ist), sich zusammenzuziehen. Folge: Der Unterschenkel, an dem die Oberschenkelmuskel-Sehne ansetzt, schnellt nach vorne oben.«

Malia nickt heftig. »Kapiert. Und was hat das mit dem Husten im Konzertsaal zu tun?«

»Na ja, das ist auch einer von diesen Fremdreflexen. Und für die – das wollte ich vorhin sagen – ist eine Eigenschaft charakteristisch: die

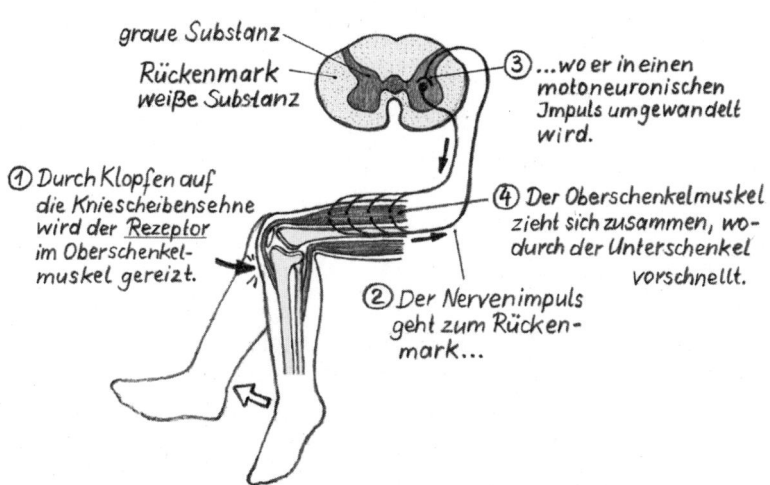

graue Substanz
Rückenmark
weiße Substanz

③ ...wo er in einen motoneuronischen Impuls umgewandelt wird.

① Durch Klopfen auf die Kniescheibensehne wird der Rezeptor im Oberschenkelmuskel gereizt.

④ Der Oberschenkelmuskel zieht sich zusammen, wodurch der Unterschenkel vorschnellt.

② Der Nervenimpuls geht zum Rückenmark...

Eigenreflex: Rezeptor und Effektor befinden sich in **einem** Organ,
(hier: Patellar- hier im Oberschenkelmuskel.
sehnenreflex)

Summierung unterschiedlicher Reize. Man hustet nicht nur als Folge eines einzigen, starken Reizes – das tut man zum Beispiel, wenn man sich verschluckt hat –, sondern auch, wenn geringe, für sich genommen unterschwellige Reize nur lange genug anhalten. Was Helga gerade geschildert hat, habt ihr doch sicher alle schon mal erlebt: Man fühlt, dass man gleich husten muss, und will es unbedingt verhindern. Aber je mehr man daran denkt, desto stärker wird der Drang. Bis man ihn schließlich nicht mehr unterdrücken kann.«

»Aber warum überkommt uns ausgerechnet bei einem Konzert oder einer Theateraufführung so ein starkes Verlangen zu husten?«, frage ich. »Mir ist es schon passiert, dass ich den ganzen Tag nicht ein einziges Mal gehustet habe, und dann, abends im Theater, hatte ich die ganze Zeit den blöden Drang, genau das zu tun.«

»In einer Radiosendung, die ich mal gehört habe«, schaltet sich jetzt Doris ein, »hat man genau das den berühmten Dirigenten Simon Rattle gefragt. Und der hat gemeint, an der trockenen Luft, die oft als Erklärung herangezogen wird, könne es nicht liegen. Denn sonst müssten ja auch er und seine Orchestermusiker ständig husten. Was die ja bekanntlich nicht tun. Rattle glaubt, dass die Zuhörer nur dann husten, wenn sie von der Musik nicht ganz und gar in ihren Bann gezogen werden. Was natürlich für ein Theaterstück genauso gilt. Nur dann haben sie nach seiner Meinung Zeit, sich gedanklich mit einem möglichen Hustenanfall zu beschäftigen. Dann wird bei ihnen der Reiz immer stärker, und der Wunsch, ihm bloß nicht nachgeben zu müssen, nimmt schließlich derart ihr Denken ein, dass sie von dem, was auf der Bühne abgeht, überhaupt nichts mehr mitbekommen.«

»Klingt schlüssig«, meint Ralf. »Es ist ja tatsächlich so, dass das Publikum bei einem Konzert auf einmal vollkommen still ist, wenn es von einer besonders faszinierenden Darbietung total begeistert ist. Dann denkt schlicht niemand mehr daran zu husten. Im Studium, genauer gesagt im Physiologie-Praktikum, haben wir dazu einen aufschlussreichen Versuch gemacht.« Er grinst uns einen nach dem anderen verschmitzt an. »Den könnten wir eigentlich auch mal machen. Und zwar hier und jetzt.« Wieder lächelt er geheimnisvoll in die Runde. »Schließt mal alle die Augen.« Er unterbricht seine Rede für einen Moment. Wahrscheinlich kontrolliert er, ob wir seiner Anweisung gefolgt sind. »Gut«, sagt er dann. »Und jetzt konzentriert ihr euch auf ein Kribbeln in eurem Hals. Und zwar ganz fest. Denkt an nichts anderes, sondern nur daran, wie das komische Gefühl in eurem Kehlkopf immer stärker wird. Wie es kratzt, juckt und beißt ...«

Er hat noch nicht ausgesprochen, da muss Malia sich schon kräftig räuspern. Gleich darauf tun Doris und Helga es ihr nach. Schließlich kann ich mich auch nicht mehr zurückhalten und huste zwei-, dreimal lautlos.

»Sehr ihr«, lacht Ralf und räuspert sich jetzt ebenfalls. »Nun könntet ihr euch ja fest vornehmen, bei eurem nächsten Konzert- oder Theaterbesuch um Himmels willen bloß nicht daran zu denken, dass es euch im Hals kribbelt. Aber damit erreicht ihr genau das Gegenteil. Denn sobald euch euer Vorsatz einfällt und ihr versucht, ihn zu befolgen, ist es um euch geschehen. Dann müsst ihr froh sein, wenn es beim Räuspern bleibt.«

»Du hast doch gerade den Hustenreiz beim Verschlucken erwähnt«, wechsle ich das Thema. »Der kann ja echt derart brutal sein, dass man vor lauter Husten keine Luft mehr bekommt. Bei meiner Frau war das beim Abendessen mal so schlimm, dass ich mir ernsthaft Sorgen gemacht habe, ob sie das überlebt. Die hat sich bald die Lunge aus dem Hals gehustet.«

»Ja, das kann voll dramatisch sein«, pflichtet Doris mir bei und wendet sich an Ralf: »Was genau passiert dabei eigentlich?«

»Das Problem liegt im Kehlkopf«, erklärt der. »Der sitzt am Eingang zur Luftröhre und hat einen Deckel. Und dieser Deckel klappt normalerweise zu, sobald wir anfangen zu schlucken. Das ist ein überaus sinnvoller Mechanismus, der verhindert, dass Nahrungspartikel anstatt in die Speise- in die unmittelbar benachbarte Luftröre gelangen. Wenn wir aber zu hektisch essen oder dabei auch noch sprechen – wobei wir ja zwangsläufig Luft holen müssen –, kann es passieren, dass besagter Deckel nicht genügend Zeit hat, den Kehlkopfeingang fest zu verschließen, und deshalb ein paar Krümel den falschen Weg Richtung Lunge nehmen. Darauf reagiert die Kehlkopfschleimhaut nicht nur sehr schnell, sondern auch überaus heftig, indem sie reflexartig einen heftigen, nicht zu unterdrückenden Hustenanfall auslöst. Die explosionsartigen Atemstöße, die dabei entstehen, nehmen es in puncto Geschwindigkeit locker mit einem Hurrikan auf und befördern den Fremdkörper im Idealfall rasch wieder aus den Luftwegen heraus.«

»Dann hat die Benimmregel ›Beim Essen spricht man nicht‹ also wirklich einen tieferen Sinn«, sage ich.

»Absolut«, pflichtet Ralf mir bei. »Wir können nun mal nicht gleichzeitig schlucken und atmen. Deshalb sollten wir uns bei den Mahlzeiten Zeit lassen und vor allem nicht mit vollem Mund sprechen. Dann kann eigentlich nichts passieren. Aber wenn doch, was tut man dann? Wie kann man dem wie wild Hustenden helfen?«

»Das weiß ich«, ruft Malia aus und streckt dabei wie ein Schulkind den Arm in die Höhe. »Man muss ihm auf den Rücken klopfen.«

»Korrekt«, lobt Ralf und lächelt Malia freundlich an. »Aber nicht sanft tätscheln im Sinne von ›Wird schon wieder‹, sondern mit einiger Wucht zwischen die Schulterblätter schlagen. Denn es kann sein, dass der Fremdkörper fest an der Kehlkopfschleimhaut klebt und von dem Husten-Hurrikan gar nicht richtig erreicht wird. Dann besteht die Chance, dass die durch den Schlag ausgelöste Erschütterung das störende Teilchen in den Luftstrom schleudert, sodass es ausgehustet werden kann. Sollte das nicht zum Erfolg führen, besteht noch die Möglichkeit, den sogenannten Heimlich-Handgriff anzuwenden.«

»Nie gehört«, sagt Malia kopfschüttelnd. »Erklär mal.«

»Na ja, das muss man vorher vielleicht mal geübt haben. Soll ich dir's vorführen?«

Malia lässt mal wieder ihre schwarze Mähne hin- und herfliegen. »Lieber nicht! Ist sicher was Brutales, oder?«

»Na ja«, grinst Ralf. »Kommt drauf an, wie heftig man zulangt. Also, das geht so: Man stellt sich hinter den Patienten und legt beide Arme um seinen Körper, und zwar so, dass die Hände unterhalb des Brustbeins in der Magengrube liegen. Dann ballt man eine Hand zur Faust und umfasst sie mit der anderen. Wenn man die Faust nun ruckartig und kraftvoll zu sich hinzieht, übt man einen starken Druck auf Oberbauch und Lunge aus. Dadurch erzeugt man in der Luftröhre einen plötzlichen, heftigen Luftstrom, der den Fremdkörper im Idealfall aus dem Kehlkopf schleudert. Das sollte man, wenn es nicht gleich klappt, ruhig mehrfach versuchen.«

»Hab ich, glaube ich, schon mal in einem Krimi gesehen«, murmle ich. »Muss ich mal mit einem meiner Mädchen ausprobieren.«

»Aber weil wir gerade davon gesprochen haben«, schaltet sich jetzt Doris ein, »dass man nicht essen beziehungsweise trinken und gleichzeitig atmen kann. Das stimmt zwar grundsätzlich, gilt aber nicht für jeden.«

»Du willst damit sagen, dass man das lernen kann?«, frage ich ungläubig. »Beim Trinken keine Pausen zum Luftholen zu machen? Das habe ich ja noch nie gehört.«

»Nein, lernen nicht. Aber es gibt Menschen, die kriegen das ganz von selbst problemlos hin. Hat jemand eine Ahnung, wen ich meine?« Sie blickt schmunzelnd in die Runde. Ralf grinst wissend.

»Ich will euch nicht lange auf die Folter spannen«, erklärt Doris nach einer kurzen Wartezeit, während der sie ihre Brille putzt. »Die Rede ist von Babys. Die können nämlich tatsächlich gleichzeitig trinken und atmen. Könnten sie das nicht, müssten sie ja beim Saugen an der Mutterbrust ständig absetzen, um Luft zu holen. Die kann man daher getrost pausenlos weiternuckeln lassen, ohne dass man Angst haben muss, sie könnten ersticken.«

»Und warum ist das so?«, fragt Malia. Sie hat neulich mal angedeutet, dass sie, sobald sie ihren Schulabschluss in der Tasche hat, ihren Freund Lukas heiraten und dann auch bald Kinder bekommen möchte. Am liebsten vier bis fünf. Wie sie das mit dem geplanten Studium in Einklang bringen will, hat sie allerdings nicht verraten.

»Das kann ich erklären«, sagt Doris. »Das Geheimnis liegt in der Position des Kehlkopfes beim Schlucken. Der liegt nämlich bei einem Baby noch viel weiter oben als der Eingang zum Magen. Das verhindert zwar, dass der Säugling sprechen kann, ermöglicht ihm aber gewissermaßen, die Nase, durch die er atmet, direkt mit der Luftröhre sowie den Mund unmittelbar mit der tiefer liegenden Speiseröhre zu verbinden. Etwa im Alter von drei Monaten sinkt der gesamte Luftröhreneingang mitsamt Kehlkopf ab. Dann funktioniert der Trick nicht mehr. Dafür kann das Baby jetzt sprechen lernen.«

Warum Trinkwasser giftig sein kann

Doris wechselt abrupt das Thema: »Ist es hier so kalt, oder kommt es mir nur so vor?«

Wir Männer sehen uns gegenseitig an. »Also, ich finde es eher zu warm«, verkündet Werner dann, und ich stimme ihm zu: »Ich wollte sogar schon vorschlagen, das Fenster zu öffnen. Aber das lassen wir dann wohl besser.«

»Womit sich die Frage stellt«, sagt Ralf, »warum das so ist. Warum frieren Frauen schneller und heftiger als Männer?«

»Ich hab mal gehört«, sagt Helga, »dass das an der unterschiedlichen Fettverteilung liegen tut. Ist da was dran?«

»Absolut«, bestätigt Ralf. »Und es gibt noch zwei weitere Gründe. Zum einen haben Frauen eine dünnere Haut als Männer. Die Wirkung ist wie bei einer leichteren Jacke im Vergleich zu einer schwereren. Die hält auch oft weniger warm. Zum anderen sind Frauen im Durchschnitt kleiner als Männer. Je größer aber ein Mensch ist, desto günstiger ist bei ihm das Verhältnis zwischen Rauminhalt und Oberfläche. Das kann man sich schön an einem Luftballon klarmachen: Bläst man so lange Luft hinein, bis die Oberfläche doppelt so groß geworden ist, hat sich das Volumen fast verdreifacht. Das Körperinnere eines hoch aufgeschossenen Mannes nimmt also im Verhältnis zu seiner Oberfläche bedeutend mehr Raum ein als das einer kleineren Frau. Da der Körper aber Wärme ausschließlich in seinem Inneren erzeugen und über die äußere Haut abgeben kann, ist das Verhältnis zwischen Energieproduktion und -verbrauch bei Großgewachsenen weitaus günstiger als bei Kleingebliebenen. Deshalb sind übrigens Tiere in Polargegenden auch stets größer als ähnliche Arten in Äquatornähe.

Aber das Entscheidende ist wohl tatsächlich die Sache mit dem Fett. Denn davon besitzen Frauen im Verhältnis zu ihrer Muskulatur eindeutig mehr als Männer. Zwar ist Körperfett grundsätzlich bestens geeignet, um, quasi als Isolationsmaterial, Wärme zu speichern – deshalb sind in eisigem Wasser lebende Robben so fett –, aber die Wärme muss ja erst einmal produziert werden. Und dazu sind ausschließlich Muskeln imstande. Je intensiver die arbeiten, desto wärmer wird es uns. Das kennen wir alle von anstrengenden körperlichen Tätigkeiten, bei denen uns rasch der Schweiß ausbricht. Umgekehrt fangen viele Muskeln, wenn uns kalt wird, ganz von selbst an, sich in rascher Folge rhythmisch zusammenzuziehen und wieder zu entspannen, mit der Folge, dass wir mehr oder minder heftig zittern. Tun das am Ende auch die Kaumuskeln, haben wir es mit dem bekannten Zähneklappern zu tun. Da Frauen aber in der Regel deutlich weniger Muskulatur zum Zittern und damit zum Aufwärmen haben, bleibt ihnen, wenn sie nicht erbärmlich frieren wollen, gar nichts anderes übrig, als sich in dickere Kleidung zu packen.« Er lächelt Doris breit an. »Oder eben das Fenster zuzulassen.«

»Weil wir gerade beim Frieren sind ...«, werfe ich ein. »Da kannst du mir vielleicht etwas erklären, Ralf, was ich mich schon öfter gefragt habe.«

»Und das wäre?«

»Wenn wir krank sind und Fieber haben, frieren wir am Anfang furchtbar und ziehen uns nachts die Decke über den Kopf. Doch ein paar Tage später schwitzen wir dann plötzlich und strampeln uns dieselbe Decke wieder vom Leib. Das ist doch komisch, oder?«

»Wie man's nimmt. Der Effekt lässt sich jedenfalls leicht erklären. Grundsätzlich ist die Erhöhung der Körpertemperatur, solange sie sich in Grenzen hält, eine durchaus sinnvolle Reaktion unseres Körpers, um speziell nach dem Eindringen von Krankheitserregern, sprich bei einer Infektion, die Abwehrreaktionen zu beschleunigen.

Zu diesem Zweck wird der Sollwert des Temperaturregulationszentrums im Gehirn, das tagein, tagaus für die Einhaltung einer konstanten Körperwärme sorgt, hochgestellt. Es reagiert dann zwar sofort und kurbelt auf der Stelle die Wärmeproduktion an, dennoch dauert es eine ganze Weile, bis der neue Wert erreicht ist. In dieser Zeit hängt die Körpertemperatur also hinter dem vorgegebenen Wert zurück, und das empfinden wir als mehr oder minder heftiges Frieren. Hat unsere Temperatur schließlich die gewünschte Gradzahl erreicht, schwitzen wir weder übermäßig noch frieren wir. Wenn dann aber mit dem Abklingen der Abwehrreaktion, also in der Endphase der Erkrankung, der Sollwert auf die normalen 37 Grad zurückgestellt wird, dauert es wieder einige Zeit, bis der neue Wert erreicht ist. In dieser Phase kurbelt unser Wärmeregulationszentrum alle ihm zur Verfügung stehenden kühlenden Prozesse an. Neben der Verstärkung der

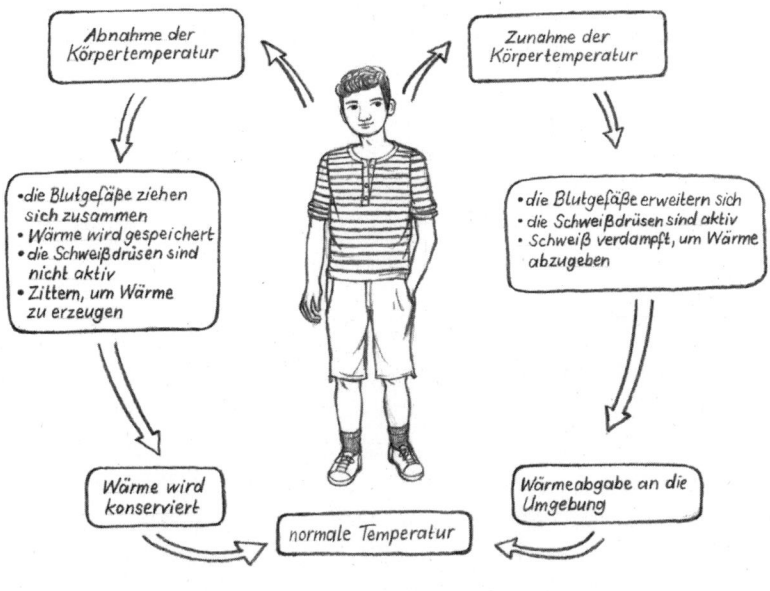

So reguliert unser Körper seine Temperatur

Hautdurchblutung – die zeigt sich in einer deutlichen Rötung – ist das vor allem die massive Produktion von Schweiß, bei dessen Verdunsten uns kalt wird. Deshalb ist ein heftiger Schweißausbruch im Verlauf einer fiebrigen Erkrankung normalerweise ein sicheres Zeichen dafür, dass wir bald wieder gesund werden.«

Damit stemmt sich Ralf aus seinem Sessel hoch und verkündet mit einem Lächeln in die Runde: »Ich gehe jetzt schlafen.«

Da auch Doris, Malia und Helga erklären, müde zu sein und sich hinlegen zu wollen, sitzen bald nur noch Werner und ich im Fernsehraum.

»Was dagegen«, frage ich, »wenn ich den Kasten noch mal einschalte?«

»Was hast du gesagt?«, fragt Werner. Seit Kurzem weiß ich, dass er einundsiebzig und pensionierter Finanzbeamter ist.

»Ob es dir etwas ausmacht, wenn ich den Fernseher noch mal in Gang setze«, wiederhole ich lautstark.

Werner schüttelt seinen spärlich behaarten Kopf. »Absolut nicht. Mit meinem Schlaf ist es eh nicht weit her. Wenn ich mich zu zeitig hinlege, wache ich in aller Herrgottsfrühe wieder auf. Deshalb bleibe ich grundsätzlich länger auf.«

»Ich habe auch noch keine Lust auf Bett«, erkläre ich, und so zappen wir durch die Programme, bis Werner plötzlich ausruft: »Halt! Geh noch mal zurück!«

»Gerne.«

»Mach mal ein bisschen lauter.«

Gleich darauf verfolgen wir einen ausführlichen Bericht über einen Marathonlauf in irgendeiner europäischen Großstadt. Da ich mich für derlei Veranstaltungen allenfalls am Rande interessiere, geht der Austragungsort an mir vorbei. Aber wenn Werner den Bericht gerne sehen will – bitte sehr.

Doch dann erzählt der Sprecher etwas, was mich aufhorchen lässt: »Bei etlichen der rund zehntausend Teilnehmer mussten die Sportärzte gesundheitliche Probleme behandeln. Und zwar vornehmlich solche, die auf zu viel Trinken beruhten. Bei etwa vierzig waren die so erheblich, dass die Betroffenen sofort in ein Krankenhaus eingeliefert werden mussten. Aber nicht etwa, wie Sie, liebe Zuschauer, jetzt vermutlich annehmen, aufgrund zu geringer Flüssigkeitszufuhr, sondern im Gegenteil, weil die Teilnehmer zu viel Wasser in sich hineingeschüttet hatten. Hierzu Dr. Jens Kubeck, einer der behandelnden Sportärzte.«

Und schon ist ein drahtiger Typ um die vierzig zu sehen, der sich kurz die dunkle Brille zurechtrückt und dann mit ernster Miene erklärt:»›Alle Ding' sind Gift und nichts ohn' Gift – allein die Dosis macht, dass ein Ding kein Gift ist‹ wusste schon der berühmte Arzt Paracelsus im 16. Jahrhundert. Und das gilt tatsächlich auch für Wasser. Gerade Hobbysportler neigen bei einem anstrengenden Wettbewerb wie dem heutigen Marathonlauf, zumal bei den herrschenden Temperaturen, dazu, zu viel Wasser in sich hineinzuschütten. Doch damit tun sie sich absolut nichts Gutes. Im schlimmsten Fall kann es sogar zu einer regelrechten Wasservergiftung kommen. Zwar können unsere Nieren ein Übermaß an Flüssigkeit im Körper eine Weile ausgleichen, indem sie mehr Harn bilden, doch irgendwann sind sie damit überfordert. Dann verdünnt das viele Wasser unser Blut und die Flüssigkeit in den Zellzwischenräumen derart, dass es zu einem erheblichen Gefälle der Mineralstoffkonzentration zwischen Zellinnerem und -äußerem kommt. Mit der Folge, dass immer mehr Flüssigkeit in die Zellen strömt, die dadurch massiv anschwellen. Das ist besonders im Gehirn ein Problem, weil sich das in seiner schützenden Knochenhöhle nicht ausdehnen kann. Der Betroffene spürt zunächst Kopfschmerzen und starken Schwindel, später kann es zu Krämpfen bis hin zu komatösen Zuständen kommen. Das ist dann echt lebensbedrohend.

Außerdem führt die Überflutung des Körpers unweigerlich zu einer generellen Blutverdünnung, mit der Folge, dass die Salz- beziehungsweise Elektrolytkonzentration im Körper immer mehr absinkt. Registriert wird das von Sensoren in der Blutbahn, die dem Gehirn den bedrohlichen Zustand melden, worauf dieses unverzüglich reagiert und eine Art Notprogramm einschaltet: Es befiehlt den bis zur Erschöpfung arbeitenden Nieren, umgehend die Taktik zu ändern: ›Bloß keinen Urin mehr produzieren, damit nicht noch mehr Salze verloren gehen!‹ Das ist grundsätzlich durchaus sinnvoll, denn wenn die Salz- beziehungsweise Elektrolytkonzentration im Blut zu sehr absinkt, strömt im Bestreben nach Konzentrationsausgleich – man nennt das Osmose – Wasser aus der Blutbahn ins Gewebe. Mit der Folge, dass das Blut gefährlich eindicken kann. Doch im Fall von viel zu viel Wasser bewirkt besagtes Notprogramm praktisch das Gegenteil: Denn wenn die Nieren nun gehorsam ihre Arbeit einstellen, ist der Überschwemmungsprozess nicht mehr aufzuhalten. Neben dem Gehirn ist davon vor allem die Lunge betroffen, deren Bläschen sich mit Wasser füllen, sodass der Betroffene zunehmend unter Atemnot leidet.« Dr. Kubeck blickt mit gefurchter Stirn eindringlich in die Kamera und schließt seine Ausführungen mit dem Satz: »Wie bei so vielem gilt eben auch beim Wassertrinken: ›Allzu viel ist ungesund!‹«

»Was es nicht alles gibt«, sage ich. »Davon habe ich ja noch nie etwas gehört.«

»Ich schon«, kommentiert Werner. »Ich bin früher selbst viel gelaufen und habe sogar einmal am New-York-Marathon teilgenommen. Das war echt eines der beeindruckendsten Erlebnisse, die ich je hatte. Da hat man uns vor dem Start ausdrücklich gewarnt, es mit dem Wassertrinken bloß nicht zu übertreiben. Zu wenig Flüssigkeit ist nichts, da machst du schnell schlapp. Aber zu viel darf es eben auch nicht sein.«

»Gut zu wissen«, sage ich grinsend. »Wenn meine Frau mal wieder meint, ich solle nicht so viel Bier und dafür lieber mehr Wasser trinken, kann ich ja jetzt erwidern, das wäre viel gefährlicher. Oder hast du schon mal von einer Biervergiftung gehört?«

»Einer was?«, ertönt plötzlich eine Stimme. Doch diesmal ist es nicht Werner, der mich mal wieder nicht verstanden hat. Die Stimme kommt aus einer anderen Richtung.

Wir haben gar nicht bemerkt, dass sich die Tür zum Fernsehzimmer geöffnet hat und Ralf wieder eingetreten ist.

»Ich bin zwar müde«, nuschelt er und gähnt ausgiebig, »kann aber blöderweise nicht einschlafen. Das passiert mir öfter. Da habe ich mir gedacht, ich schau mal, ob ihr noch hier sitzt. Und siehe da: Ich habe Glück.« Wieder hält er sich die rechte Hand vor den Mund und gähnt mehrfach.

»Warum tut man das eigentlich?«, fragt Werner. »Warum gähnt man?«

»Gute Frage«, antwortet Ralf schläfrig. »Und schwer zu beantworten. Weil das nämlich bis heute niemand genau weiß. Es gibt zwar etliche Theorien und Erklärungsansätze, aber so richtig stichhaltig sind die alle nicht. Fest steht, dass wir vor allem gähnen, wenn wir müde sind. Aber eben nicht nur dann, sondern etwa auch, wenn wir uns langweilen. Das weite Aufreißen des Mundes und das geräuschvolle Einsaugen der Luft scheinen also mit Schlafbedürfnis nur wenig zu tun zu haben. Vielmehr ist es so, dass, egal, wie oft und wie herzhaft

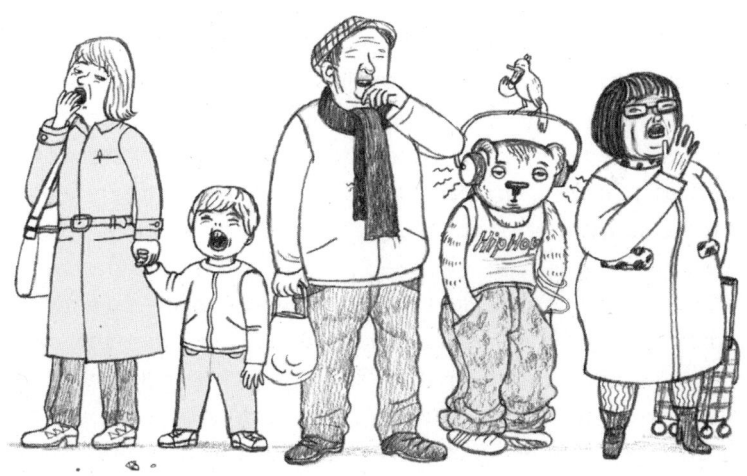

Gähnen ist ansteckend – meistens zumindest.

wir gähnen, wir davon kein bisschen munterer werden. Die früher verbreitete Theorie, das Gähnen würde das Gehirn mit mehr Sauerstoff versorgen und hätte deswegen eine aufmunternde Wirkung, gilt deshalb schon länger als überholt. In einem Versuch hat man müde Probanden reinen Sauerstoff atmen lassen. Und wurden sie dadurch wacher? Nein! Und vor allem: Sie gähnten fröhlich weiter. Vor Kurzem habe ich gelesen, dass Versuche an Ratten den Schluss nahelegen, die beim Gähnen eingeatmete Luft würde das Gehirn kühlen. Aber das scheint mir, ehrlich gesagt, doch recht weit hergeholt.

Mittlerweile gehen Wissenschaftler davon aus, dass Gähnen weniger ein körperlich notwendiger oder sonst wie sinnvoller Vorgang, als vielmehr in erster Linie ein seit Urzeiten in unserem Erbgut verankertes Ritual ist, das die Zugehörigkeit zu einer sozialen Gruppe ausdrücken soll. Dafür spricht die Tatsache, dass Gähnen ansteckend ist. Das kennt ihr doch sicher auch: Kaum fängt in einer Gesellschaft einer an, sich verstohlen die Hand vor den Mund zu halten, tun es ihm gleich darauf alle anderen nach. Dann dauert es nicht mehr lange, und die Gäste verabschieden sich wie auf ein geheimes Kommando und gehen nach Hause.«

»Das stimmt«, bestätigt Werner. »Gibt es dafür eine Erklärung?«

»Ja, die gibt es«, fährt Ralf fort. »Verantwortlich für diesen Effekt sind sogenannte Spiegelneuronen. Das sind spezielle Nervenzellen in unserem Gehirn, die ständig damit beschäftigt sind, Mimik und Gesten der Personen um uns herum zu analysieren. Das ermöglicht uns, uns gedanklich in andere Menschen hineinzuversetzen und ihre Gefühle nachzuempfinden. Studien haben gezeigt, dass sich vor allem besonders mitfühlende Menschen emotional leicht anstecken lassen. Werden sie angelächelt, lächeln sie zurück, gähnt jemand in ihrer Umgebung, gähnen sie mit. Da macht sich offenbar noch immer unsere steinzeitliche Jäger-und-Sammler-Mentalität bemerkbar. Denn für Menschen, die in kleinen Gruppen eng zusammenleben, ist es zweifellos vorteilhaft, ihre Aktivitäten optimal aufeinander abzustimmen. Insofern scheint das ansteckende Gähnen ein zwischenmenschliches Signal zu sein, das in grauer Vorzeit entscheidend dazu beitrug, den Zusammenhalt in der Sippe zu stärken.«

»Das war mal ein interessanter Vortrag zur späten Stunde«, lobe ich. »Aber ich denke, es wird langsam echt Zeit, dass wir ins Bett gehen. Was meint ihr?«

Werner nickt eifrig. »Ja, ich bin hundemüde. Aber wenn ich mich gleich hinlege, weiß ich schon, was wieder passieren wird.«

»Passieren?«, frage ich grinsend. »Was soll denn im Bett schon groß passieren? Ich meine, in unserem Alter?«

Werner lächelt träge zurück. »Ich decke mich zu und döse langsam ein, und wenn ich dann kurz vorm Wegnicken bin, zucke ich plötzlich heftig zusammen. So, als hätte ich einen Stromstoß abbekommen. Und bin natürlich schlagartig wieder hellwach. Manchmal habe ich dann sogar das Gefühl, aus dem Bett zu fallen.«

»Das nennt man, glaube ich, ›Restless-Legs-Syndrom‹«, sage ich. »Oder, Ralf?«

Der hat sich gerade aus seinem Sessel hochgewuchtet und lässt sich jetzt mit einem tiefen Seufzer wieder hineinplumpsen. »Nein«, sagt er kopfschüttelnd. »Das ist etwas anderes. Denn dabei sind, wie der Name schon sagt, nur die Legs restless, also nur die Beine am Zappeln. Was natürlich auch extrem nerven kann. Das heftige Zusammenzucken vor dem finalen Einschlafen betrifft aber den ganzen Körper.«

»Und? Hat das irgendeinen Sinn?«, frage ich. »Oder lässt sich das auch auf unsere urzeitliche Vergangenheit zurückführen? Vielleicht schoss ja unseren Vorfahren auf ihrem Lager, kurz bevor sie eindösten, das Bild eines zähnefletschenden Säbelzahntigers durchs Gehirn?«

»Eines was?«, fragt Werner.

»Säbelzahntiger. Eiszeitliches Mistvieh«, erkläre ich.

Ralf lacht kurz auf. »Nein, damit hat das wohl eher nichts zu tun. Vielmehr vermuten Schlafforscher, dass dafür Umstellungsvorgänge im Gehirn beim Übergang vom Wachsein zum Schlafen verantwortlich sind. Das ist nämlich ein hochkomplexer Vorgang, an dem Milliarden von Verknüpfungen zwischen den einzelnen Nervenzellen beteiligt sind. Schließlich müssen praktisch alle körperlichen Systeme – Atmung, Stoffwechsel, Kreislauf, Verdauung, Nerven und nicht zuletzt die Muskulatur – umgestellt werden: von der Aktivität des Tages auf die Ruhe der Nacht. Und das geht eben nicht immer völlig reibungslos und vor allem nicht absolut zeitgleich vonstatten. So kann es durchaus vorkommen, dass Strukturen im Zentralnervensystem, die das Fühlen und Empfinden steuern, schon auf dem Weg in den Schlaf sind, während Großhirn und motorisches System noch fröhlich miteinander kommunizieren. Das kann dann solche Zuckungen auslösen. Die jagen einem zwar jedes Mal einen gehörigen Schrecken ein und stören natürlich massiv beim Einschlafen, sind aber zum Glück vollkommen harmlos. Ähnliche Bewegungen kommen übrigens nicht nur während des Wegdösens, sondern auch mitten in der Nacht vor – ganz besonders beim Übergang von einer Schlafphase in eine andere. Manchmal wecken die uns auf, viel öfter aber baut unser Unterbewusstsein sie kurzerhand in den gerade ablaufenden Traum ein. Dann haben wir vielleicht das Gefühl, von einem Randstein zu kippen oder in die Tiefe zu stürzen. Das habt ihr doch sicher auch schon mal erlebt, oder?«

Werner und ich nicken einträchtig.

»Der einzige Sturz, der mich jetzt noch interessiert«, schließe ich endlich die Diskussionsrunde, »ist der in mein Bett.« Damit erhebe ich mich und wende mich Richtung Ausgangstür. »Gute Nacht zusammen. Bis morgen.«

Warum rote Haare nicht grau werden

Am nächsten Tag ist mein erster Programmpunkt einer von denen, die ich im Gegensatz zu den meisten anderen richtig gern habe: ein Vortrag – heute über rückenschonendes Verhalten im Alltag. Neben mir sitzt Malia, die ebenfalls das Vergnügen hat, gleich eine Dreiviertelstunde den Ausführungen einer gewissen Gisela Frisch zu lauschen. Oder auch, wie ich, die Gedanken schweifen zu lassen und sich mental auf die anstrengenderen Anwendungen vorzubereiten, die noch kommen werden. Wenn ich die nur schon hinter mir hätte!

»Ist ja eigentlich schön«, meint Malia versonnen, »wenn die Sonne so wie jetzt in den Raum scheint. Da ist man doch gleich viel besser drauf, oder? Das Einzige, was mich am Sonnenlicht stört, ist, dass man den Staub so gut sieht. Schau mal dort, auf dem Fernseher. Da würde ich am liebsten gleich ein Tuch nehmen und gründlich wischen.«

»Wisst ihr, wo der herkommt, der viele Staub?«, tönt es plötzlich aus der Reihe hinter uns. Wir haben gar nicht bemerkt, dass sich dort Ralf auf einen der für ihn viel zu kleinen Stühle gesetzt hat.

»Ich nehme an, von draußen«, sage ich, und Malia nickt bestätigend.

»Dann müsste man die Staubablagerung ja vermeiden können, indem man Türen und Fenster konsequent geschlossen hält. Kann man aber nicht. Und wisst ihr, warum?«

Malia und ich blicken uns gegenseitig schulterzuckend an, dann schütteln wir wortlos die Köpfe.

»Weil wir«, erklärt Ralf mit einer weit ausholenden Armbewegung, »selbst die Staubproduzenten Nummer eins sind.«

»Soll das heißen, wir pflegen uns nicht genug? Oder waschen unsere Kleidung zu selten?«, fragt Malia, während sie gespielt empört eine Haarlocke zwischen ihren schlanken Fingern hin- und herzwirbelt.

»Ach was«, winkt Ralf ab. »Der Übeltäter ist unsere Haut. Und zwar auch dann, wenn wir uns gerade eben geduscht haben. Deren oberste Schicht, die sogenannte Epidermis, erneuert sich nämlich immerzu. Rund um die Uhr, 365 Tage im Jahr. Das geschieht dadurch, dass sich die äußeren, verhornten Zellen abstoßen und von unten her durch neu gebildete ersetzt werden. Den Prozess kann man an sich selbst gut beobachten, wenn man von der Sonne braun geworden ist. Die Bräunung beruht nämlich darauf, dass sich die Haut gegen die Strahlung schützt, indem sie in die äußeren Zellschichten einen Farbstoff namens Melanin einlagert. Und da sich die braunen Zellen wie alle anderen permanent abstoßen, ist es mit dem attraktiven Teint bald wieder vorbei. Wobei zu viel Sonnenbestrahlung der Haut übrigens alles andere als guttut. Aber das ist ein anderes Thema.«

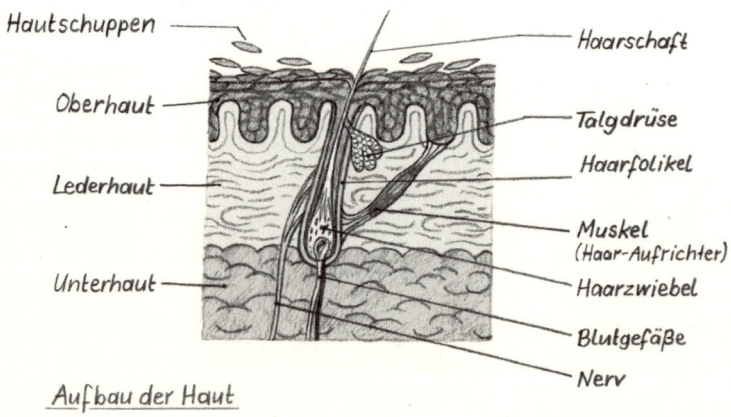

Aufbau der Haut

»Du willst sagen«, frage ich ungläubig, »dass all die Millionen winzigen Staubpartikel, die die Sonne gnadenlos sichtbar macht, abgestoßene Hautpartikel sind?«

»Jedenfalls die allermeisten. Pro Minute sind das bei jedem von uns rund vierzigtausend winzige Schuppen.« Plötzlich läuft ein Grinsen über sein Gesicht. »Es müsste also eigentlich nicht ›Hausstaub‹, sondern ›Hautstaub‹ heißen. Auf diese Weise erneuert sich unsere Oberhaut jeden Monat komplett – im Lauf eines Lebens acht- bis neunhundert Mal. Könnt ihr euch vorstellen, wie viel Haut ein Mensch dabei im Lauf seines Lebens verliert? Wobei die natürlich ständig nachgebildet wird.«

»Keine Ahnung«, sage ich. »Wird schon einiges sein. Obwohl so ein Schüppchen natürlich extrem leicht ist.«

Auch Malia meint, sie sei schimmerlos und könne allenfalls schätzen.

»Rund zwanzig Kilo!«, löst Ralf das Rätsel. »Das entspricht dem Gewicht des Wassers in zwei randvoll gefüllten Haushaltseimern. Kaum zu glauben, oder?«

Beeindruckt nickend stimmen wir zu, und Malia sagt: »Davon habe ich sogar schon mal gehört. In einer Fernsehsendung, in der es um die Herstellung von Computerchips ging. Da darf in den Produktionsräumen nicht das kleinste Staubteilchen rumfliegen. Deshalb müssen alle, die dort arbeiten, absolut dichte Schutzanzüge tragen. Die sehen aus wie Astronauten.«

»Genau«, bestätigt Ralf. »Und weil das so ist, kannst du in deiner Wohnung wischen und scheuern, so oft und gründlich du willst, du hast gegen den Staub null Chance. Wobei sich natürlich nicht nur unsere Haut ständig erneuert, sondern so gut wie alle anderen Körperteile auch. Insgesamt geht man davon aus, dass wir aus 10^{14} Zellen bestehen. Das sind stolze hundert Billionen. Ist das nicht ...?«

»Unter derart hohen Zahlen«, unterbricht ihn Malia, »kann ich mir, das gebe ich ganz ehrlich zu, absolut nichts vorstellen. Ich weiß natürlich von der Schule, dass die Hochzahl die Menge der Nullen hinter der Eins angibt, aber das hilft mir auch nicht weiter.«

»Na ja«, schalte ich mich ein, stolz, auch mal etwas erklären zu können, »10^6 sind eine Million, 10^9 ist das 1000-Fache davon, also eine Milliarde, 10^{12} ist wieder 1000-mal so viel, sprich eine Billion. Dann sind 10^{13} zehn und 10^{14} 100 Billionen. Aber ich gebe zu, dass mir das auch nicht wirklich viel sagt. Es sind jedenfalls eine ganze Menge.«

»In so einem Fall ist oft ein Vergleich nützlich«, sagt Ralf. »Und mit dem kann ich, was die Körperzellen betrifft, sogar dienen. Wobei man wissen muss, dass jede einzelne dieser Zellen so winzig ist, dass man sie nur unter dem Mikroskop sehen kann. Die einzige, die gerade so mit bloßem Auge erkennbar ist, ist die weibliche Eizelle mit einem Durchmesser von rund einem Zehntelmillimeter. Alle anderen sind viel, viel kleiner. Und dennoch würden sämtliche Zellen unseres Körpers aneinandergereiht eine Schlange bilden, die etwa sechzig Mal um die Erde reicht. Das sind stolze zweieinhalb Millionen Kilometer. Und – um auf unser Thema Zellerneuerung zurückzukommen – so gut wie alle von ihnen werden im Lauf des Lebens immer und immer wieder gegen frische ausgetauscht. Was allerdings je nach Organ in unterschiedlichem Tempo vonstattengeht. So erneuert sich etwa die innere Zellschicht unseres Darms alle zwei Tage komplett, während bestimmte Zellen des Zentralnervensystems ein Leben lang halten. Alles in allem sind das jede Sekunde ...« – Ralf macht eine bedeutungsschwere Pause – »50 Millionen neue Zellen! In einer wissenschaftlichen Zeitschrift habe ich mal gelesen, dass unser Körper im Lauf des Lebens etwa sechstausend Mal mehr neue Zellen produziert, als die Milchstraße Sterne hat. Und das sind ja bekanntlich nicht gerade wenig.«

»Weiß Gott nicht«, sagt Malia haarezwirbelnd. »Aber was passiert eigentlich mit den abgestoßenen Zellen? Die von der äußeren Haut fliegen einfach in die Gegend, das ist klar. Aber zum Beispiel die verbrauchten Darmschleimhautzellen – was wird aus denen?«

»Gute Frage«, erklärt Ralf. »Das sind nämlich jeden Tag rund zweihundertfünfzig Gramm, also ein halbes Pfund. Die haben natürlich nur eine einzige Möglichkeit, den Körper zu verlassen, nämlich über unseren Hinterausgang. Auf ihrem Weg werden sie von schleimigen Ausscheidungen kleinerer Darmdrüsen begleitet, dazu von diversen Gallebestandteilen und vor allem von gewaltigen Bakterienmengen. All das muss raus, und zwar unabhängig davon, ob wir etwas gegessen haben oder nicht. Deshalb müssen wir selbst dann von Zeit zu Zeit aufs Klo, wenn wir streng fasten und tagelang nichts Festes zu uns nehmen.«

Inzwischen ist Frau Frisch – im Gegensatz zu den anderen Patienten siezen wir die Therapeuten – zu uns in den Schulungsraum gekommen, hat uns freundlich gegrüßt und ihren Laptop in Gang gesetzt. Jetzt erscheint das erste Bild an der Wand, und wir unterbrechen unser Gespräch, um ihr zuzuhören. Oder um, wie ich, über dieses und jenes nachzudenken.

Eine Dreiviertelstunde später, auf dem Weg zur Gymnastikhalle, höre ich hinter mir ein heftiges Schnaufen. Gleich darauf steigt Doris schwer atmend neben mir die Treppe hoch. Gemeinsam mit mir wird sie sich die nächste halbe Stunde mit irgendwelchen fiesen Utensilien – Seilen, Bällen, Stöcken und ähnlich brutalen Gerätschaften – abplagen müssen.

Ralf und Malia sind dagegen nicht mehr zu sehen. Ich habe keine Ahnung, was bei den beiden um diese Zeit auf dem Programm steht. Aber schlimmer als das, was mir jetzt bevorsteht, kann es eigentlich nicht sein. Ich hasse Gymnastik aus vollem Herzen, die war mir schon in der Schule zuwider. Deshalb ist es mir auch ein Rätsel, warum sich meine Frau Simone jede Woche zweimal freiwillig einer derartigen Tortur unterzieht. Das tue ihr gut, meint sie, und halte sie elastisch. Na ja, jedem Tierchen sein Pläsierchen. Solange sie mich mit der Schinderei in Ruhe lässt.

»Hab's gerade noch rechtzeitig geschafft«, keucht Doris. »Hatte eine halbe Stunde keine Anwendung und hab mir in der Zeit schnell die Haare gewaschen. Sind noch ganz feucht.« Sie fährt sich mit den Händen durch ihre rote Mähne und lächelt mich schräg an.

»Ist die Farbe eigentlich echt?«, erkundige ich mich und denke dabei schon wieder an Simone, die mir jetzt mit Sicherheit zugezischt hätte: »So was fragt man doch nicht!«

Aber Doris nimmt mir meine indiskrete Erkundigung offensichtlich nicht übel. »Teils, teils«, meint sie. »Ich hab zwar von Haus aus rote Haare, aber die Originalfarbe ist nicht ganz so kräftig. Hab ein bisschen nachgeholfen.« Wieder fährt sie sich lächelnd durch ihre Kopfzierde. Dann blickt sie plötzlich auf ihre Hände, schieres Entsetzen im Blick. »Nein! Nicht schon wieder!«

»Was? Nicht schon wieder?«, rutscht es mir raus, bevor ich mir auf die Zunge beißen kann. Takt scheint heute nicht meine Stärke zu sein.

»Schau doch!« Sie hält mir ihre rechte Hand vors Gesicht. »Schon wieder drei Haare, die mir ausgegangen sind.«

»Na und? Du hast doch genug davon.«

»Eben nicht!«, verbessert sie mich. »Sag bloß, du weißt nicht, dass Rothaarige weniger Haare auf dem Kopf haben als etwa Blonde oder Brünette?«

»Nee«, gebe ich ehrlich zu. »Warum das?«

Doris zuckt mit den Schultern. »Ist einfach so. Rothaarige besitzen durchschnittlich nur achtzig- bis neunzigtausend Kopfhaare. Dagegen sind es bei den Dunklen hundert- bis hundertzwanzigtausend. Am dichtesten bewachsen ist die Kopfhaut von Blonden. Denen sprießen tatsächlich bis zu hundertfünfzigtausend Haare aus dem Schädel. Da verstehst du doch, dass ich jedem einzelnen, das ich verliere, nachtrauere, oder?«

Ich nicke wortlos und versuche, mir nicht anmerken zu lassen, dass ich grinsen muss.

»Aber einen Vorteil haben wir Rothaarigen dafür. Unsere Haare sind dicker und strapazierfähiger als die von Dunklen oder Blonden. Ist doch auch was, oder?«

Wieder nicke ich stumm.

»Und noch was«, fügt Doris an. »Rote Haare werden im Alter nicht grau.«

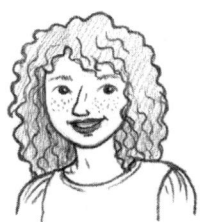 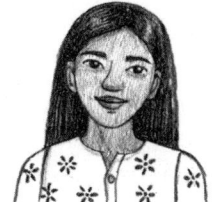 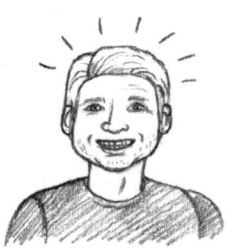

80 – 90 000 Haare   100 – 120 000 Haare   bis 150 000 Haare

Auch wenn es oft nicht so aussieht: Blonde Menschen haben die meisten Haare. Nur ist das einzelne Haar feiner.

»Echt nicht? Wie das?«

Sie schüttelt den Kopf. »Keine Ahnung. Ist aber so. Warum, können wir ja mal Ralf fragen. Der weiß doch auch sonst alles, wenn es um unseren Körper geht.«

Während ich die nächste halbe Stunde heftig schnaufend ein elastisches Band abwechselnd vor und hinter meinem Rücken in die Länge ziehe, werfe ich alle drei Minuten einen verzweifelten Blick auf die Wanduhr. Die Zeiger scheinen stillzustehen. Auch als wir anschließend, das gespannte Band über dem Kopf, gefühlte hundert Mal über eine niedrige Bank springen, ändert sich daran nichts. Und während die junge Dame, die das Training leitet, an all den Folterübungen, die sie uns vorführt, offensichtlich eine Menge Spaß hat, keuche ich wie der berühmte Postgaul. Ströme von Schweiß laufen mir in die Augen, und meine Beine zittern wie das nicht minder berühmte Espenlaub.

Plötzlich ein schriller Schrei! Ich fahre herum. Eine ältere Dame, die ich nur vom Sehen her kenne, reibt sich laut jammernd das Schienbein. Das hat sie sich offenbar beim letzten Sprung an der Bank angeschlagen. Sofort eilt die Vorturnerin zu ihr hin, was mir erfreulicherweise erlaubt, mit meiner Übung innezuhalten, ohne eine strenge Ermahnung zu riskieren. Scheinheilig biete ich meine Hilfe an.

Die arme Frau jammert noch immer und reibt sich heftig die Vorderseite ihres linken Unterschenkels. »Oh, oh, tut das weh!«, stößt sie unter Tränen hervor, lehnt jedoch mit einem Kopfschütteln mein Hilfsangebot ab. Was mir, ehrlich gesagt, sehr recht ist. Der Rest der Übungseinheit vergeht damit, dass die junge Dame der Seniorin hilft, aus dem Raum zu humpeln. Vielleicht, überlege ich spontan, könnte ich ja in Zukunft auch mal ein derartiges Missgeschick heucheln und so die üble Schinderei abkürzen.

»Ein Schlag ans Schienbein ist wirklich kein Vergnügen«, höre ich da Doris neben mir.

»Stimmt.« Ich nicke bestätigend. »Aber warum eigentlich? Warum schmerzt es gerade da so brutal?«

Doris zuckt die Schultern. »Keine Ahnung. Vielleicht gibt's da ja besonders viele Nerven?«

»Kann sein. Ist jedenfalls eine weitere interessante Frage für Ralf.«

Kaum hat unser ärztlicher Freund beim Mittagessen seinen wie immer üppig gefüllten Teller leer gegessen, prasseln auch schon unsere Fragen auf ihn ein: »Warum bekommen wir im Alter graue Haare?« Und: »Warum tut ein Stoß gerade am Schienbein so weh?«

»Eines nach dem anderen«, wehrt Ralf mit einer Armbewegung ab, während er mit einem Stück Brot derart gründlich die letzten Soßenreste vom Teller wischt, dass der danach aussieht wie nicht benutzt. »Also, zuerst zu den Haaren. Dass die, wenn man älter wird, ihre Farbe verlieren und mehr oder weniger grau werden, liegt an den Pigmentzellen in den Haarfollikeln, die den Farbstoff liefern. Dessen Produktion nimmt aber, wie so vieles, im Lauf des Lebens immer mehr ab. Zwar individuell verschieden, aber unaufhaltsam. Und irgendwann ist dann kein Pigment mehr vorhanden. Dann erscheinen die Haare einheitlich grau. Und wenn sich im Alter zwischen ihren Hornzellen Luftbläschen einlagern, sieht es glänzend weiß aus.«

»Und wie ist das bei den Rothaarigen?«, frage ich nach. »Doris behauptet, ihre Haare würden nicht grau werden.«

»Da hat sie recht. Das liegt daran, dass das Rot im Laufe des Alters zuerst zu einem verblassten Kupferton und dann zu einem roséfarbenen Blond wird. Eine Graufärbung ist deshalb ausgeschlossen.«

»Siehste!« Doris funkelt mich mit triumphierendem Blick an. »Sag ich's doch!«

Kurz kämpfe ich mit dem Einwand, ich hätte doch auch gar nichts Gegenteiliges behauptet, beschließe dann jedoch, den Mund zu halten. Stattdessen wende ich mich an Ralf: »Du hast da was an der Wange. Ein Kratzer beim Rasieren?«

»Scheint so«, erwidert Ralf. »Nicht so schlimm. Apropos rasieren. Mein Sohn Tobias – wie ihr wisst, ist er siebzehn – leidet zurzeit schwer darunter, dass sein Bartwuchs so spärlich ist. Meint, die Mädchen würden ihn deswegen für unmännlich halten.«

»Dagegen kann man doch was tun«, schaltet sich Malia ein. »Er muss sich nur möglichst oft rasieren. Dann wachsen die Haare mit der Zeit immer stärker und dichter.«

Doris, mit erhobenem Finger und strengem Blick ganz Biologielehrerin, mischt sich ein: »Das ist schlicht Unsinn! Unsere Kopfbehaarung ist doch kein Rasen. Graspflanzen reagieren auf ständiges Mähen, indem sie neue Ausläufer bilden, und werden dadurch mit der Zeit tatsächlich immer dichter. Bei Haaren gibt es aber nichts Vergleichbares. Vielmehr wird jedes einzelne von seiner Wurzel her gebildet. Nur dort lebt es. Dagegen besteht der sichtbare Teil aus Hornmaterial. Und weil das eine ganz und gar tote Substanz ist, hat das Haar absolut keine Möglichkeit, der Zelle, aus der es herausgewachsen ist, mitzuteilen, wie lang es ist beziehungsweise wann und wie oft es geschnitten wird. Mithin kann die Haarwurzel auf häufiges Schneiden gar nicht reagieren. Was natürlich für die Barthaare genauso gilt. Der Haarwuchs ist genetisch programmiert, und zwar überall am Körper. Daran lässt sich auch mit noch so raffinierten Tricks – übrigens auch nicht mit irgendwelchen Wundermittelchen – nicht das Geringste ändern.«

»Wenn du's sagst«, brummt Malia schulterzuckend. »Ist mir ja im Grunde schnuppe. Ich bin schließlich kein Mann.« Sie macht eine kurze Pause und grinst Doris verschmitzt an. »Vielleicht kannst du mir dann auch etwas erklären, was ich schon lange gerne wüsste.« Sie blickt sich nach allen Seiten um und fährt, als sie sich offenbar vergewissert hat, dass ihr niemand zuhört, mit gedämpfter Stimme fort: »Stimmt es, dass Kopf- und Schamhaare unterschiedliche Farben haben können?«

»Das ist sogar die Norm«, erwidert Doris. Dabei nimmt sie ihre Brille ab, kontrolliert den Durchblick und setzt sie wieder auf. »Aber nicht nur das. Selbst Kopf- und Barthaare sind nicht selten ganz verschieden gefärbt. Das liegt schlicht daran, dass für die Farbe der Haare auf dem Kopf vollkommen andere Gene verantwortlich sind als für die an den übrigen Körperstellen. Es ist also durchaus möglich, dass einem Mann mit blonden Haaren ein rotbrauner Bart wächst oder dass bei jemandem das Gekräusel im Geschlechtsbereich deutlich dunkler ist als das auf dem Kopf. Dabei gibt es allerdings auffällige Zusammenhänge: So haben die Haare im Gesicht fast immer eine intensivere Farbe als die, die oberhalb der Stirn wachsen. Und während Scham- und Kopfhaare bei Hellblonden, Rot- und Schwarzhaarigen sehr oft denselben Farbton aufweisen, fallen sie bei Dunkelblonden oder Brünetten im Geschlechtsbereich meist deutlich dunkler aus.«

»Sagenhaft, was du alles weißt«, lobe ich Doris. »Hat das einen speziellen Grund?«

Doris nickt lächelnd. »Auch bei uns am Gymnasium gibt es so etwas wie einen zusätzlichen Leistungsnachweis, von dem Malia uns gestern erzählt hat. Da hat vor gar nicht langer Zeit eine Schülerin über das Thema ›Haare‹ referiert. Und dabei ging es eben auch um die unterschiedlichen Farben. Ist echt verblüffend, was es da alles zu sagen gibt. Wusstest du etwa, dass die Kopfhaare eines Menschen insgesamt jeden Tag um etwa dreißig Meter wachsen? Das macht in einem Leben sage und schreibe fast neunhundert Kilometer aus. Oder dass die Kopfhaare zu einem dicken Zopf zusammengebunden

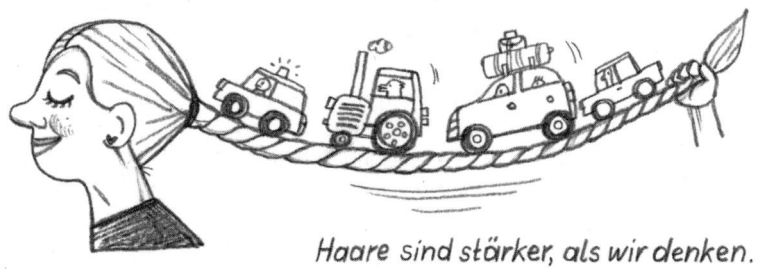

Haare sind stärker, als wir denken.

ein Gewicht von zwölf Tonnen – das sind rund zehn Autos – tragen könnten?«

»Nein, wusste ich nicht«, sage ich wahrheitsgemäß.

Und Malia ergänzt: »Kann man kaum glauben.« Sie kichert verlegen. »Ich würde meine Haare ja zu gern mal blond färben. Das sähe bestimmt cool aus bei meiner dunklen Haut. Aber ich trau mich nicht. Oder hat von euch schon mal jemand eine Farbige mit blonden Haaren gesehen?«

»Schön, dass du keine anderen Sorgen hast«, sagt Doris spitz und deutet dabei mit dem Kopf auf Malias Krücken.

Malia verzieht das Gesicht. »War doch nur ein Scherz«, murmelt sie kleinlaut. Und zwirbelt dabei hingebungsvoll ihre schwarzen Locken.

»Das wäre also geklärt«, fasse ich zusammen. »Und wie ist das mit dem Schienbein?«

»Ach so, ja«, sagt Ralf und blickt dabei sehnsüchtig Richtung Essenstheke. »Das hätte ich jetzt fast vergessen. Aber ihr müsst euch noch einen Moment gedulden.« Ein breites Grinsen überzieht sein Gesicht. »Da steht nämlich noch eine Schale mit Pudding rum. Wär doch schade, wenn der umkäme.« Und schon macht er sich auf den Weg.

Nachdem er sich kurz darauf mit verzücktem Gesichtsausdruck drei Löffel Sahnepudding mit Himbeersirup einverleibt hat, beginnt er zu erklären: »Also, das Schienbein ist ja von den beiden Unterschenkelknochen der vordere, also der, der direkt unter der Haut liegt. Und weil er im Gegensatz zu den meisten anderen Knochen nicht von einer mehr oder minder dicken Muskelschicht bedeckt ist, bekommt er Schläge und Stöße gleichsam ungefiltert ab. Dass die so gemein wehtun, liegt an der Knochenhaut, die das Schienbein wie sämtliche Knochen im Körper in einer dünnen Schicht überzieht. Und diese zarte Haut ist von einem dichten Geflecht feiner Nerven durchzogen, die auf Druck und Stoß höchst empfindlich reagieren. Dasselbe gilt übrigens auch für die männlichen Hoden.«

Er blickt von Doris zu Malia und wieder zurück. »Wie weh es tut, wenn einen dort ein Schlag trifft, kann sich eine Frau gar nicht vorstellen. Dagegen ist der Schienbeinschmerz ein mildes Lüftchen. Die Hoden stecken nämlich in einer ähnlich sensiblen Hülle wie die Knochenhaut. Die ist, genau genommen, Teil des Bauchfells, das die Leibeshöhle innen auskleidet. Weil die Hoden bei einem männlichen Baby, wie ihr vielleicht wisst, ursprünglich in der Tiefe der Bauchhöhle gebildet werden und erst kurz vor der Geburt durch den Leistenkanal in den außen hängenden Hodensack rutschen. Dabei nehmen sie gleichsam einen Teil des Bauchfells mit – und das ist noch viel, viel empfindlicher als die Knochenhaut des Schienbeins. Schon wenn man nur verhältnismäßig leicht dagegenstößt, löst es einen überaus heftigen Schmerz aus. Und der kann, wenn die Wucht der Gewalteinwirkung stärker wird, Wogen schlimmster Pein durch den Körper des Betroffenen jagen. Selbst der kräftigste Brocken von Mann knickt dann zusammen, als hätte er einen Starkstromschlag bekommen. Deshalb, Mädels« – wieder wirft er den beiden Frauen einen eindringlichen Blick zu – »gibt es, sollte euch mal ein Mann angreifen, eine todsichere Methode, ihn schlagartig außer Gefecht zu setzen ...«

»Ihn zwischen die Beine treten, meinst du«, sagt Malia.

Und Doris ergänzt: »Ganz genau! Mit dem Knie voll in die Eier!«

Warum wir sehen, was nicht ist

Ich bin gerade mal wieder dabei, durch ein aus Zeigefinger und Daumen gebildetes Loch einen Gegenstand zu fixieren, als ich in meinem Rücken Doris' Stimme höre: »Was machst du denn da?«

»Ich stelle fest, dass das Auge, mit dem ich Dinge betrachte, noch immer mein linkes ist.«

»Die Augendominanz ändert sich normalerweise nicht«, erklärt Doris. »Bei mir ist es das rechte.«

»Ist doch verblüffend, dass wir denken, wir würden beim Sehen beide Augen gleich benutzen, und gar nicht merken, dass wir ganz eindeutig eines davon bevorzugen.«

Doris nickt. »Das spielt vor allem bei Suchaufgaben eine große Rolle. Die erledigt man fast ausschließlich mit dem dominanten Auge. Bei dem empfindet man auch Beeinträchtigungen der Sehkraft viel stärker als beim nicht dominanten.«

Ich sehe sie verblüfft an. »Woher weißt du da so genau Bescheid? Warst du mal Augenärztin?«

Sie schüttelt den rotbehaarten Kopf. »Nein. Das große Thema in meiner Abiturklasse ist gerade die Sinnesphysiologie. Du glaubst nicht, was es da alles an Verblüffendem gibt. Die Schüler finden das jedes Jahr wieder hoch spannend.«

»Kann ich nachvollziehen. Zum Beispiel dieser Mechanismus, der dafür sorgt, dass wir auch bei schräger Kopfhaltung Senkrechtes immer senkrecht sehen. Dieser Bildstabilisator. Unglaublich!«

»Du meinst den vestibulo-okulären Reflex? Von dem die meisten Menschen gar nicht wissen, dass es ihn gibt?«

»Genau den. Ich hatte bislang, ehrlich gesagt, auch keine Ahnung ...«

»Das fängt doch schon bei den optischen Täuschungen an, von denen es ja jede Menge gibt. Sicher kennst du die beiden parallelen Linien, die an beiden Seiten schräge Fortsätze haben. Wobei die in einem Fall nach innen und im anderen Fall nach außen zeigen. Eigentlich äußerst primitiv. Und doch haben wir den unwiderstehlichen Eindruck, die eine Linie wäre länger beziehungsweise kürzer als die andere. Obwohl wir doch ganz genau wissen, dass beide gleich lang sind. Der Eindruck, den uns unser Gehirn liefert, ist so stark, dass wir mit der Vernunft nicht dagegen ankommen.«

»Ja, das ist wirklich erstaunlich«, stimme ich zu. »Hast du eine Ahnung, woran das liegt?«

»Offensichtlich daran, dass unser Gehirn automatisch bei allem, was die Augen ihm anliefern, einen Vergleich mit Bekanntem vornimmt und es entsprechend unserer Erfahrung und unserem bisherigen Wissen verarbeitet. Dabei rechnet es skrupellos Bilddetails hinzu, die unsere Augen gar nicht sehen. Und wenn ein betrachtetes Objekt keiner abgespeicherten Perspektive entspricht, zu dem ein Abgleich erfolgen könnte, stehen gerade Linien plötzlich schief, statische Punkte flimmern oder Kreise scheinen sich zu bewegen. Offenbar werden in unserem Kopf nicht selten zweidimensionale Bilder kurzerhand um eine dreidimensionale Ebene ergänzt, damit ein räumliches Bild entsteht. Weil wir uns nun mal in einer räumlichen Welt besser zurechtfinden und unser Gehirn stets bemüht ist, uns einen solchen vertrauten Eindruck zu liefern.«

»Das heißt, im ständigen Bestreben, ein Bild zu erzeugen, mit dem wir etwas anfangen können, übertreibt es unser Gehirn manchmal ein bisschen?«

»Exakt. Geradezu ein Paradebeispiel dafür ist der sogenannte Ames-Raum. Das ist ein Zimmer, das von einem bestimmten Blickpunkt aus betrachtet genauso aussieht, wie man das erwartet: mit parallelen Wänden senkrecht zu Boden und Decke. Tatsächlich ist jedoch eine der beiden Ecken vom Beobachter weiter entfernt als die andere. Das führt dazu, dass von zwei gleich großen Personen diejenige in der entfernteren Ecke kleiner wirkt als die in der näher gelegenen. Und wenn sich die kleinere in Richtung nähere Ecke bewegt, hat man den Eindruck, als würde sie dabei kontinuierlich größer.«

»Ja, das habe ich schon mal gesehen«, stimme ich lachend zu. »Ist echt total verblüffend.«

»Nicht wahr? Aber wir dürfen nicht vergessen, dass unser Gehirn bei derlei Illusionen oft gewaltige Leistungen vollbringt, die uns die Wahrnehmung unserer Umgebung normalerweise wesentlich erleichtern. Sagt dir der Ausdruck ›Weißabgleich‹ etwas?«

Ich überlege kurz, dann nicke ich. »Den kenne ich von teuren Kameras. Damit kann man, soviel ich weiß, die Veränderung des Farbeindrucks durch die unterschiedliche spektrale Zusammensetzung des Lichtes im Lauf des Tages ausgleichen. Richtig?«

Doris strahlt mich an. »Perfekt! Du kennst sicher Aufnahmen, auf denen Schnee bläulich aussieht, während er auf einem anderen Foto eher rötlich wirkt. Das hängt eben von der Tageszeit ab, in der das Bild gemacht wurde. Damit eine weiße Wand aber stets weiß aussieht,

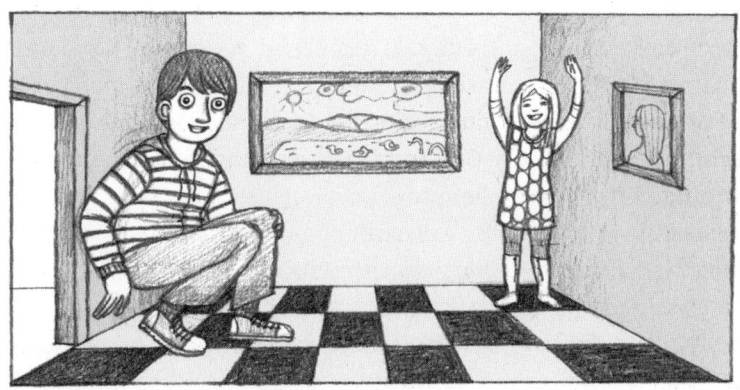

Auch wenn wir wissen, dass der Ames-Raum eine optische Täuschung ist, lässt sich unser Gehirn trotzdem austricksen.

kannst du bei einer Kamera mit Weißabgleich zwischen verschiedenen Einstellungen wählen, etwa zwischen ›Kunstlicht‹, ›Wolken‹ oder ›Sonnenschein‹. Und weißt du, warum?«

»Sag's mir.«

»Weil auch die beste Kamera der Welt unserem Sehapparat weit unterlegen ist. Denn die spektrale Zusammensetzung des Lichtes verändert sich im Lauf des Tages erheblich. Während um die Mittagszeit der kurzwellige Blauanteil überwiegt, gewinnt in den Morgen- und Abendstunden der langwellige rote Anteil die Oberhand. Eine weiße Wand wirft also im Lauf des Tages unterschiedliches Licht zurück und müsste demnach mittags einen deutlichen Blaustich haben, morgens und abends dagegen einen Rotstich. Hat sie aber nicht. Sie bleibt für uns ebenso weiß wie eine Zitrone gelb und eine Tomate rot. Und das gilt sogar, wenn man sie bei Kunstlicht betrachtet – egal, ob das von einer herkömmlichen Glühbirne oder einer Fluoreszenzlampe stammt. Das liegt an der sogenannten Farbkonstanz des Auges. Möchtest du den Fachausdruck hören?«

»Nur zu!«

»Chromatische Adaption. Die gleicht derartige Unterschiede automatisch aus. Es scheint so zu sein, dass spezielle Neuronen im Gehirn genau die jeweilige spektrale Zusammensetzung des Lichts registrieren und, je nach Abweichung von einem Normwert, automatisch Korrekturen vornehmen. Das funktioniert derart präzise, dass ein und dasselbe Objekt für uns unabhängig von der Tages- und Jahreszeit sowie von der Sonneneinstrahlung immer dieselbe Farbe hat. Wissenschaftler vermuten, dass die chromatische Adaption unseren steinzeitlichen Vorfahren entscheidend dabei geholfen hat, lebenswichtige Unterscheidungen zu treffen – etwa zwischen reifen und unreifen Früchten oder giftigen und essbaren Pilzen.«

»Was es nicht alles gibt«, murmle ich und blicke mich dabei nachdenklich um. »Wobei das mit den Pilzen natürlich nur bedingt hilfreich ist. Erst gestern habe ich in den Nachrichten wieder von einer Familie gehört, die Knollenblätterpilze für Champignons gehalten und gegessen hat. Ein Kind ist gestorben, die Eltern schweben in Lebensgefahr. Und was sagt uns das? Unser Sehapparat mag noch so raffiniert konstruiert sein und perfekt arbeiten – gegen Irrtum und Ignoranz kommt auch er nicht an.«

»Ein anderes faszinierendes Phänomen«, erklärt Doris, »ist die sogenannte sakkadische Suppression.«

»Die was?«, frage ich stirnrunzelnd.

Doris geht nicht auf meinen Einwurf ein. »Unter einer Sakkade versteht man die ruckartige Bewegung der Augäpfel, wenn wir nach einem Ziel schnell ein anderes fixieren. Eigentlich müssten wir, solange wir den Kopf drehen, ein verschwommenes Bild sehen. So wie die Aufnahme eines Rennautos, das sich in einem Affentempo vor einer Kamera vorbeibewegt. Dass das aber nicht so ist und wir auch bei sehr schnellen Blickrichtungswechseln stets alles scharf sehen, liegt daran, dass der Sehnerv während der Kopfbewegung die Übertragung der visuellen Informationen kurzerhand unterbricht. Das Gehirn friert gewissermaßen das zuletzt gesehene Bild ein und lässt uns erst wieder scharf sehen, wenn wir den nächsten Fixpunkt anblicken. Das heißt mit dem Fachausdruck ›sakkadische Suppression‹, was in etwa so viel bedeutet wie ›Unterdrückung während einer schnellen Kopfbewegung‹. Das kannst du mit einem einfachen Versuch testen: Wenn du dich so nah an einen Spiegel stellst, dass deine Nase das Glas fast berührt, und du dann zwischen den beiden Augen hin- und herblickst, erkennst du selbst die Bewegung der Augen nicht, während eine hinter dir stehende Person sie sehr deutlich sieht.«

»Ist doch immer wieder erstaunlich, was in unserem Körper alles an raffinierten Mechanismen abläuft, ohne dass wir davon das Geringste mitbekommen«, kommentiere ich beeindruckt. »Aber weil wir gerade beim Sehen sind: Was ich gerne besser verstehen würde, ist, warum sich die Räder von Fahrzeugen im Film so oft rückwärts drehen. Kannst du mir das auch erklären?«

Doris grinst verschmitzt. »Aber klar doch. Das stört ja den Eindruck einer rasanten Fahrt vor allem bei Fahrzeugen mit Speichenrädern, etwa Kutschen, ganz enorm. Schuld ist die Filmkamera. Die macht nämlich von den extrem schnell rotierenden Speichen einfach nicht genügend Aufnahmen. Denn jeder Film besteht eigentlich aus lauter Einzelbildern. Und der Eindruck einer fortlaufenden Bewegung wird ja nur dadurch hervorgerufen, dass das Gehirn die winzigen Pausen dazwischen mit einer Art Nachbild aus unserem Kurzzeitgedächtnis füllt. So wie bei den bekannten Daumenkinos. Oder anders gesagt: Ein bewegter Gegenstand befindet sich von Bild zu Bild an einer anderen Stelle, und die Zwischenstadien fügt unser Gehirn einfach gemäß seinem Erfahrungsschatz hinzu. Nun sehen die Speichen der Räder aber alle gleich aus, das heißt, wir können sie nicht unterscheiden. Steht daher genau an der Stelle, an der sich auf Bild eins eine bestimmte Speiche befand, auf Bild zwei die benachbarte, so sieht es für uns aus, als stünde das Rad still. Fährt die Kutsche aber mit einer Geschwindigkeit, bei der jede Speiche immer kurz hinter der Position erscheint, auf der wir im vorhergehenden Bild ihre Nachbarin gesehen haben, so haben wir den Eindruck, das Rad drehe sich rückwärts.«

»Das leuchtet mir ein«, sage ich nachdenklich. »Erstaunlich, dass man bis heute keinen Trick gefunden hat, um das zu ändern. Irgendwie mit einer Computeranimation oder so. Da lässt sich ja eine Menge machen. Muss ich mal mit meinen Mitarbeitern besprechen.«

»Wenn es so einfach wäre«, sagt Doris, »würden die Filmproduzenten das mit Sicherheit tun. Aber das ist es offenbar nicht. Wir wissen ja im Grunde nicht einmal, ob jeder Betrachter eines Films die drehenden Räder genau gleich wahrnimmt. Individuelle Beobachtungen lassen sich ja schwerlich miteinander vergleichen.«

»Stimmt«, murmle ich nachdenklich. »Zumal die Augen von Mensch zu Mensch unterschiedlich sind. Der eine sieht besser, der andere schlechter, der eine ist eher kurz-, der andere eher weitsichtig. Der eine isst Karotten mit Begeisterung, dem anderen sind sie ein Gräuel.«

»Kapier ich jetzt nicht.« Doris runzelt die Stirn.

»Na ja, ist doch allgemein bekannt, dass Karotten gut für die Augen sind.«

»Ach was, so einfach ist das nicht. Fakt ist lediglich, dass Karotten Betacarotin enthalten, das im Körper zu Vitamin A umgewandelt wird. Und das ist Bestandteil des sogenannten Sehpurpurs, der in den Stäbchen der Netzhaut das Hell-Dunkel-Sehen ermöglicht. Ein Mangel an Vitamin A macht sich also als mehr oder minder stark ausgeprägte Nachtblindheit bemerkbar. Aber ein solcher Mangel kommt bei halbwegs ausgewogener Nahrung praktisch nicht vor. Genau genommen benötigen wir für die Sehpurpurherstellung nämlich nur einen sehr kleinen Teil des täglich mit dem Essen aufgenommenen Betacarotins. Mehr bringt uns keinen Vorteil. Und wenn wir wirklich einmal zu wenig zu uns nehmen, kann der Körper auf in der Leber gespeichertes zurückgreifen. Aber das kommt in den hoch entwickelten Industriestaaten wie dem unsrigen praktisch nicht vor. Oder anders ausgedrückt: Du kannst, wenn du dich nicht vollkommen einseitig ernährst, so viele Karotten mampfen, wie du willst, besser siehst du dadurch auch nicht.«

»Das überrascht mich jetzt aber«, gebe ich zu. »Meine Frau hat unseren Töchtern nämlich für die Schulpausen regelmäßig Karotten zum Essen mitgegeben und immer behauptet, das wäre für die Zähne, aber vor allem für die Augen super.«

»Na ja. Einen Schaden hat sie damit ja nicht angerichtet. Es ist sogar möglich, dass deine Mädchen dadurch eine besonders attraktive Gesichtsfarbe bekommen haben. Denn Carotin verleiht der Haut, wenn man viel davon zu sich nimmt, eine hübsche Orangefärbung. Insofern hatten beziehungsweise haben die Schulkarotten ja vielleicht doch einen positiven Effekt. Und für den Kauapparat sind sie tatsächlich vorteilhaft, weil man kräftig zubeißen muss, wenn man sie isst. Man nennt das ›kauzwingende Kost‹. Und die ist in jedem Fall gut.«

»Meine Mutter hat schwer mit ihrer Nachtblindheit zu kämpfen«, erzähle ich. »Bei Dunkelheit sieht sie nur noch schemenhaft. Auto fahren ist dann völlig unmöglich. Wäre auch viel zu gefährlich. Vielleicht sollte sie auch mehr Karotten essen.«

»Schaden kann das natürlich nicht«, meint Doris und fingert dabei an ihrem Brillenbügel herum. »Aber dass es hilft, ist doch sehr unwahrscheinlich. So einfach ist die Sache nämlich nicht. Nur wenn die Sehschwäche im Dunkeln tatsächlich auf einem Vitamin-A-Mangel beruht – was, wie gesagt, hierzulande so gut wie nie vorkommt –, könnten Karotten vielleicht etwas bringen. Meist hat die Sehschwäche aber ganz andere Ursachen: einen Diabetes etwa oder einen Gendefekt, der nach und nach zur Zerstörung der Stäbchen in der Netzhaut führt und sich mit fortschreitendem Alter immer stärker bemerkbar macht.«

»Sie hat schon immer viel gelesen. Ja, man kann fast sagen, sie verschlingt die Bücher. Und das war, sagt sie, bei ihr schon als Kind so. Vielleicht hat sie damals ja oft bei schlechtem Licht geschmökert. Da kann man sich ja bekanntlich leicht die Augen verderben.«

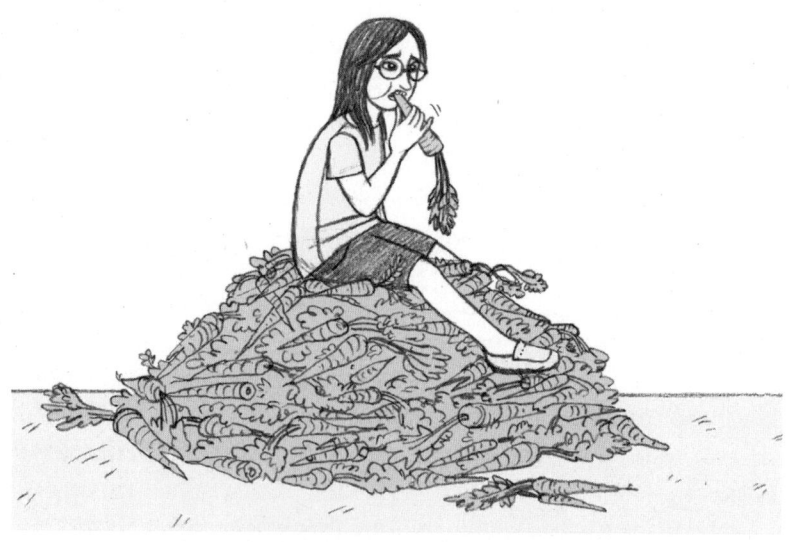

Möhren zu essen ist gesund, kann aber nicht die Brille ersetzen.

Doris winkt kopfschüttelnd ab. »Da müsste sie schon Abend für Abend viele Stunden unter der Bettdecke gelesen haben. Mit einer Taschenlampe. Nur dann kann es nämlich vorkommen, dass die Augenlinsen Schaden nehmen. Weil sie sich wegen der im Dunkeln stark verminderten Tiefenschärfe extrem anstrengen müssen, das Licht so zu bündeln, dass es auf der Netzhaut ein scharfes Bild ergibt. Damit die Linse weniger hart arbeiten muss, passt sich das Auge der Belastung allmählich an, indem es ein wenig in die Länge wächst. Dadurch bekommt der Betroffene zunehmend Schwierigkeiten, weit Entferntes scharf zu sehen, das heißt, er wird mehr oder minder kurzsichtig. Aber das passiert, wie gesagt, nur bei extrem langer und intensiver Beanspruchung der Augen – und auch nur, solange die noch jung sind, also zu einem Kind gehören. Bei Jugendlichen und Erwachsenen sind als Folge der vermehrten Anstrengung der Augenlinse dagegen keinerlei Schäden zu befürchten. Allenfalls ermüden die Augen rascher oder schmerzen vielleicht ein wenig, mehr passiert nicht. Ich weiß das so genau, weil ich meiner Tochter früher auch immer verboten habe, bei schlechtem Licht zu lesen. Wir waren deswegen sogar mal beim Augenarzt. Aber der hat meine Bedenken zerstreut. Doch zum Thema ›Sehen bei Nacht‹ gibt es noch etwas sehr Interessantes, das ich dir gerne zeigen möchte. Wie wäre es, wenn wir heute Abend, wenn es dunkel ist, gemeinsam in den Klinikpark gehen? Ich bin fest überzeugt, dass es dich beeindrucken wird.«

»Mit dem größten Vergnügen. Aber eine Frage zu unseren Augen hätte ich vorher noch. Eine, die nichts mit Hell und Dunkel zu tun hat.«

»Und die wäre?«

»Warum man bei einem Schlag aufs Auge Sternchen sieht. Hast du doch sicher auch schon mal erlebt, oder?«

»Und ob! Ist noch gar nicht lange her. Da wollte ich mir die Brille enger stellen, während mein Enkel auf meinem Schoß rumturnte. Der hat nach der Brille gegriffen – irgendwie finden kleine Kinder die Dinger faszinierend –, und als ich den Kopf weggezogen habe, hat er mir voll aufs Auge gehauen. Ohne Absicht natürlich, aber deswegen nicht minder schmerzhaft. Da habe ich so was von Sternchen gesehen.«

»Kannst du das erklären?«

Doris lächelt mich an, mit Stolz im Blick. »Ja, kann ich. Es ist nämlich so, dass Sinneszellen nur auf den speziellen Reiz reagieren, für den sie konstruiert sind. Deshalb können wir mit unserer Nase nur riechen, mit den Ohren nur hören und mit den Augen nur sehen. Das gilt jedoch nur bis zu einer bestimmten Obergrenze, bis zu einem Schwellenreiz. Darüber hinaus löst auch ein heftiger Stoß oder Schlag eine spezifische Reaktion aus. Trifft der Schlag das Ohr, hören wir einen lauten Knall, und wenn er im wahrsten Sinne des Wortes ›ins Auge geht‹, sehen wir eben die berühmten Sternchen.«

»Das leuchtet ein«, sage ich.

Beim gemeinsamen Abendessen fragt mich Doris, ob unsere Verabredung im Klinikpark noch steht.

»Klar«, antworte ich. »Bin schon total gespannt.«

»Ihr zwei habt ein Date?«, fragt Malia mit hintergründigem Lächeln. »Ein romantisches Tête-à-Tête im Mondschein?«

»Genau«, bestätige ich. »Wobei wir allerdings ein Problem haben: Es ist gerade mal zwei Tage nach Neumond. Also stockdunkel. Als Jäger ist man über die Mondphasen nämlich immer bestens im Bilde.«

»Und genau das brauchen wir«, greift Doris das Thema auf. »Absolute Dunkelheit.«

Malia und Ralf tauschen verblüffte Blicke aus, die noch intensiver werden, als Doris fragt: »Möchtet ihr gern dabei sein? Ich lade euch herzlich ein.« Sie nimmt einen Schluck Bier – natürlich alkoholfrei –, dann fügt sie grinsend hinzu: »Unser Rendezvous hat nämlich keinen amourösen, sondern ausschließlich einen wissenschaftlich-physiologischen Hintergrund.«

»Jetzt verstehe ich gar nichts mehr«, sagt Malia. »Aber ich lasse mich gerne überraschen.«

Wir verabreden uns für 22 Uhr am Klinikausgang Richtung Park. Und als ich dort ankomme, sind die anderen drei schon da. Doris hat eine Taschenlampe mitgebracht, und, vorsichtig auf jeden Schritt achtend, folgen wir ihr hinaus ins Dunkle.

Plötzlich ein lautes Fauchen. Dann eine hastige Bewegung. Etwas huscht ganz nah an uns vorbei. Malia stößt einen Schrei aus, und Doris klammert sich, scharf die Luft einziehend, an mich.

»Keine Angst!«, ruft Ralf aus. »Das war nur die blöde Katze des Hausmeisters. Das hinterhältige Vieh, das immer genau dann auftaucht, wenn man am wenigsten damit rechnet. Die ist Helga neulich voll auf den Rollator gesprungen. Sie hätte schier einen Herzinfarkt bekommen, hat sie mir erzählt, so sehr ist sie erschrocken. Wahrscheinlich haben wir das Biest gerade beim Mäusefangen gestört.«

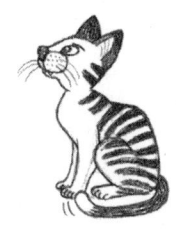

»Immerhin«, sagt Doris, die sich offenbar von ihrem Schrecken erholt hat, »wirft das Tier eine Frage auf, die ihr sicher alle kennt. Denn niemand hat doch wohl die Farbe ihres Fells erkannt, oder?« Sie wartet kurz, und als keiner von uns antwortet, fährt sie fort: »Also: Warum sind nachts alle Katzen grau?«

»Das hängt irgendwie mit den Sinneszellen im Auge zusammen«, sagt Malia zögernd. »Hatten wir mal in Bio. Stäbchen ... und ... und ...?«

»Zapfen«, hilft Doris weiter. »Die sind für das scharfe Sehen zuständig und dafür, dass wir Farben unterscheiden können. Sie arbeiten umso besser, je heller es ist. Dagegen kommt die große Stunde der Stäbchen erst, wenn es um uns herum dunkel wird. Will heißen, sie sind für das Sehen bei Dämmerung und in der Nacht zuständig. Wobei sie bei völliger Dunkelheit, so wie jetzt, auch an ihre Grenzen stoßen. Fakt ist jedenfalls, dass wir mit denen keine Farben unterscheiden können.

Wenn wir bei Dämmerung für längere Zeit etwas Buntes betrachten, beispielsweise die unterschiedlich lackierten Autos auf einer

Straße, werden wir feststellen, dass die Farben mit abnehmendem Licht immer mehr verblassen, bis uns schließlich sämtliche Autos, egal ob rot, blau, grün oder gelb, einheitlich grau vorkommen. Daher sind wir im Dunkeln nicht mehr in der Lage, ein helles Rot von einem gleich hellen Blau zu unterscheiden – und natürlich auch keine braun gestreifte Katze von einer grau gestreiften. Schalten wir jedoch Licht an, übernehmen sofort wieder die Zapfen das Kommando, und wir stellen überrascht fest, dass die beiden Katzen ganz verschieden aussehen.«

»Das war mal eine schöne Erklärung«, lobt Ralf. »Bei dir wäre ich auch gerne Schüler gewesen.«

»Na, ich weiß nicht«, gibt Doris zurück. »Ich kann, glaube ich, für meine Klassen eine ganz schöne Nervensäge sein. Jedenfalls sagt man mir nach, ich wäre schrecklich pingelig. Aber lassen wir das. Was ich euch eigentlich vorführen will, ist etwas ganz anderes. Wir haben Glück, es sind kaum Wolken am Himmel. Da können wir super die Sterne erkennen.« Sie macht eine Pause, und weil sich unsere Augen mittlerweile halbwegs an die Dunkelheit gewöhnt haben, können wir erkennen, dass sie aufmerksam den Himmel absucht.

»Da ist er ja«, ruft sie schließlich aus und deutet mit dem Strahl ihrer Taschenlampe schräg nach oben. »Der Bärenhüter!«

»Der was?«, rutscht es mir spontan heraus.

»Der Bärenhüter, auch Rinderhirte genannt. Mit dem wissenschaftlichen Namen heißt er ›Bootes‹. Das Sternbild da oben, in der Nähe des Großen Wagens. Das so ähnlich aussieht wie ein Drachen, den man im Herbst fliegen lässt. Mit zwei kleinen Ausläufern unten links und rechts. Seht ihr den?«

Ich starre hoch zum Nachthimmel, und auch die anderen haben ihre Köpfe weit in den Nacken gelegt. Schließlich ist es Malia, die begeistert ausruft: »Ja, sehe ich. Ganz klar sogar. Man muss nur der Deichsel des Großen Wagens folgen, dann stößt man direkt auf ihn.«

Es dauert eine Weile, dann haben auch Ralf und ich den Bärenhüter entdeckt.

»Dort, wo unten die beiden Ausläufer abgehen, leuchtet ein auffallend heller Stern. Das ist Arktur. Sieht den jeder?«

»Ist ja schwerlich zu übersehen«, brummt Ralf. »Und was ist damit?«

»Links daneben erkennt man einen viel kleineren, dunkleren Stern«, erklärt Doris. »Das heißt, man erkennt ihn eben nicht immer. Wenn man ihn nämlich direkt fixiert, verschwindet er jedes Mal. Um aber sofort wieder aufzutauchen, sobald man ein kleines Stück an ihm vorbeiblickt. Das funktioniert natürlich ganz genauso mit jedem anderen nicht allzu hellen Stern. Probiert es bitte alle mal aus.«

Ich brauche eine Weile, bis es mir gelingt, den Nachbarstern von Arktur auszumachen. Und tatsächlich: Als ich ihn direkt ansehe, ist er auf einmal nicht mehr da. Kaum lasse ich aber meinen Blick ein wenig zur Seite wandern, taucht er plötzlich wieder auf. Ich versuche den Trick mit diversen anderen Sternen, und tatsächlich klappt er auch bei denen problemlos.

»Und jetzt seid ihr natürlich ganz begierig darauf zu erfahren, warum das so ist«, verkündet Doris, und ich weiß, dass sie dabei breit grinst. »Die Sache ist die: Das Licht, das von einem direkt fixierten Gegenstand ausgeht, fällt auf eine Stelle unserer Netzhaut, die man ›Gelber Fleck‹ oder ›Makula‹ nennt. Dort gibt es ausschließlich Zapfen. Die ermöglichen zwar ein besonders scharfes Detailerkennen, brauchen dazu aber eine Menge Licht. Ist das betrachtete Objekt – wie der kleine Stern neben Arktur – dagegen eher dunkel, sind die Zapfen zum Betrachten völlig ungeeignet. Dann sind die Stäbchen gefordert. Da die aber im Gelben Fleck fehlen, müssen wir ein wenig an dem schwach leuchtenden Punkt vorbeiblicken. Dann trifft das Licht die Netzhaut nicht mehr an der Stelle des schärfsten Sehens, sondern ein kleines Stück daneben. Also in einem Bereich, in dem es von Stäbchen nur so wimmelt. Und mit denen erkennen wir den Stern mühelos.«

Ralf klatscht in die Hände. »Noch mal eine Eins mit Stern für die tolle Erklärung!«, und wir fallen in den Applaus ein.

Als wir wieder in der Klinik sind, spendieren wir unserer Biologielehrerin einen Tee. Anschließend vertiefen wir uns, in der Bibliothek behaglich beieinandersitzend, in diverse Bücher und Zeitschriften. Und ich stelle vergnügt fest, dass unsere kleine Gruppe für mich fast so etwas wie eine Familie geworden ist.

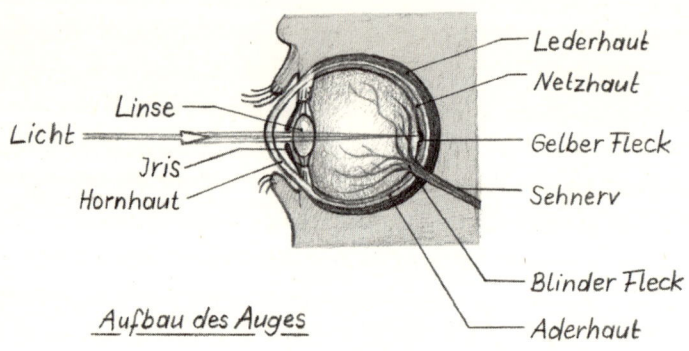

Aufbau des Auges

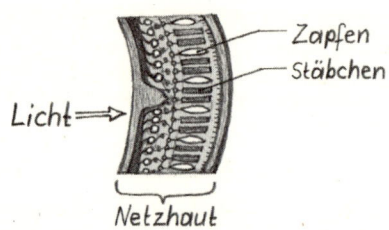

Aufbau der Netzhaut

Warum wir Heiß und Kalt hören können

Wochenende! Endlich mal keine Anwendungen. Keine schweißtreibende Gymnastik, keine Muckibude, keine Laufschule. Massenhaft Zeit zum Lesen, Dösen und Fernsehen. Herrlich! Aber andererseits auch wieder ziemlich langweilig. Von den Patienten, die nicht allzu weit vom Bodensee entfernt wohnen, sind die meisten nach Hause gefahren. Auch Ralf, Doris, Malia und Helga werden erst am Sonntagabend wieder hier sein. Aber für mich, der ich aus der Gegend von Bamberg komme, lohnt sich der Aufwand – gute vier Stunden hin und morgen wieder zurück – nicht. Zumal Steffi und Sarah, meine beiden Großen, die Wochenenden üblicherweise größtenteils mit ihren Freunden verbringen und Lisa, ihre kleine Schwester, von früh bis spät in der Reithalle zugange ist. Aber dieses Mal wird es anders sein. Denn meine vier Lieben werden heute Nachmittag zu Besuch kommen. Ich freue mich wahnsinnig auf sie. Wie ein kleines Kind auf Christkind, Weihnachtsmann und Osterhasen zugleich. Und merke, dass der Vergleich unserer Klinikgruppe mit einer Familie doch sehr hinkt.

Im Speisesaal, wo sonst morgens beim Frühstück Hochbetrieb herrscht, verlieren sich die wenigen Dagebliebenen, und in der Bibliothek schmökere ich anschließend eine knappe Stunde ganz allein in diversen Büchern, ohne dass sich eine Menschenseele sehen lässt. Immer wieder blicke ich auf meine Armbanduhr, doch die Zeiger scheinen stillzustehen. Aber das kenne ich ja. Das ist auf dem Laufband sowie bei den diversen Gymnastikeinheiten genau dasselbe.

Als es nach einer gefühlten Ewigkeit endlich Zeit zum Mittagessen wird, bekomme ich vor lauter Aufregung und Vorfreude nur eine

Suppe runter. Dann ist es endlich so weit: Ich kann Simone und meine drei Mädchen eine nach der anderen in meine Arme schließen und fest an mich drücken. Mit Simone würde ich jetzt zu gerne noch etwas anderes machen, aber das muss ich mir leider verkneifen. Na ja, irgendwann wird diese Reha ein Ende haben, und ich werde wieder zu Hause sein. Dann holen wir alles nach. Ich zwinkere meiner Frau verstohlen zu, und sie zwinkert lächelnd zurück.

»Sollen wir euch eine Weile allein lassen?«, fragt ausgerechnet Lisa, das Nesthäkchen, und grinst ihre Schwestern vielsagend an.

Ich spüre, wie ich rot werde. Wie peinlich! Aber sosehr ich mich auch anstrenge, an etwas anderes zu denken, ich kann die verräterische Gesichtsfärbung nicht ändern. Das vermaledeite Rot-Anlaufen ist seit ich denken kann mein Problem. Kurz nehme ich mir vor, Ralf mal nach der Ursache zu fragen, dann schüttle ich energisch den Kopf. »Nein, lasst mal. Ich freue mich so, meine vier Mädels um mich zu haben. Da möchte ich keine auch nur eine Viertelstunde vermissen.«

Schon, als ich das sage, merke ich, dass das ausgesprochen dämlich formuliert ist. Und natürlich kann Lisa, das Miststück, es nicht lassen, ihren Kommentar dazu abzugeben: »So schnell geht das bei euch?«

Ich werfe ihr einen Blick zu, der vorwurfsvoll sein soll, bin mir aber bewusst, dass er mir total misslingt. Wenn mir jetzt nur etwas einigermaßen Schlagfertiges einfallen würde! Schließlich murmle ich halbherzig: »Übung macht halt den Meister«, um gleich darauf hinzuzufügen: »Wie wär's mit einem gemeinsamen Spaziergang? Das Wetter ist herrlich, und gar nicht weit von hier gibt es einen Wald mit etlichen Wildgehegen darin. Sehr hübsch, das Ganze.«

Keine halbe Stunde später schlendern wir, uns angeregt unterhaltend, unter dem Blätterdach hoher Eichen und Eschen an den Zäunen entlang, die die Tiere am Ausbrechen hindern sollen. Beim Anblick der Rehe, Hirsche und Wildschweine muss ich schlucken. Wie sehr ich doch die Jagd vermisse! In aller Herrgottsfrühe auf einer Kanzel am Waldrand zu sitzen, die frische Luft zu atmen und dem Konzert der Vögel zu lauschen – was kann es Schöneres geben? Dabei stets die Chance, dass es gleich hinter mir in der Dickung knacksen, grunzen und quieken könnte und eine Rotte Sauen auf die Wiese tritt. Wie mir dabei immer noch jedes Mal das Herz rast, obwohl ich schon so lange zur Jagd gehe! Wie ich Mühe habe, ruhig zu atmen. Und wenn es dann auch noch klappt und ich am Ende einen Frischling, Überläufer oder reifen Keiler mit nach Hause nehmen kann, ist mein Glück vollkommen. Wobei das höchstens bei jedem zwanzigsten Versuch der Fall ist. Aber auch von den beutelosen Ansitzen kehre ich stets glücklich und zufrieden heim, konnte ich doch ein paar Stunden ungestört die Natur genießen und meine Gedanken schweifen lassen.

Viel schneller als heute Morgen vergehen die Stunden. Es gibt ja so viel zu erzählen und anzuhören. Sarah berichtet von ihrem Veterinärmedizinstudium, Lisa schimpft auf ihren Mathelehrer, und Steffi beklagt sich, dass sie als Praktikantin in einem Verlag immer nur die Hilfsarbeiten machen müsse, zu denen die etablierten Mitarbeiterinnen und Mitarbeiter keine Lust hätten.

Als es zu dämmern beginnt, sitzen wir unter einer mächtigen Kastanie um einen Tisch in einem lauschigen Biergarten herum und studieren die Speisekarten. Noch immer ist es angenehm mild, und ich fühle mich rundum großartig. Da ist das erste kühle Bier – zumal ein richtiges mit allem Drum und Dran – ein unbeschreiblicher Genuss. Aber auch das zweite und dritte schmecken herrlich. Dazu ein Obstler nach dem Hauptgang und ein weiterer nach dem Dessert, und schließlich, als Absacker in einer Kneipe nahe der Klinik, noch zwei Gläser Spätburgunder. Ich spüre, wie mir allmählich schwummrig wird, und bekomme mit, wie sich meine Töchter bezeichnende Blicke zuwerfen. Simone meint mit leicht genervtem Augenaufschlag, ich hätte auch schon mal deutlicher gesprochen, und Sarah fügt hinzu: »Bei euch in der Reha gibt's keinen Alkohol, oder? Das merkt man.«

Als der Mond schon hoch am Himmel steht und es allmählich kühl wird, steigen wir ins Auto, und Steffi fährt mich zurück zu meinem momentanen Domizil. Nach vier innigen Umarmungen, bei denen mir richtig wehmütig ums Herz wird, verlassen mich meine Mädels, und ich bin wieder allein. Erst jetzt, als mir beim Gehen niemand mehr die Hand reicht und ich ungehindert hin und her torkeln kann, spüre ich so richtig, wie beschwipst ich bin. Nein, das ist schon deutlich mehr als ein Schwips, das ist ein satter Rausch. So betrunken war ich schon eine Ewigkeit nicht mehr! Nur mit Mühe und nachdem ich im Aufzug erst beim dritten Versuch den richtigen Knopf getroffen habe, schaffe ich es auf mein Zimmer, wo ich gleich darauf voll bekleidet, wie ich bin, in einen abgrundtiefen Schlaf falle.

Als ich am folgenden Sonntag gegen Mittag aufwache, habe ich das Gefühl, in meinem Schädel sei ein Presslufthammer zugange. Mir ist speiübel, ich habe größte Mühe, im Gewirr der Zeiger auf meiner Armbanduhr zu erkennen, wie spät es in etwa sein könnte, und vor allem habe ich einen irrsinnigen Durst. Ich wanke ins Bad, trinke den Wasserhahn leer und stelle erstaunt fest, dass ich noch immer die Klamotten von gestern anhabe. Mühsam schäle ich mich aus ihnen heraus und plumpse dann ins Bett, wo ich sofort wieder einpenne.

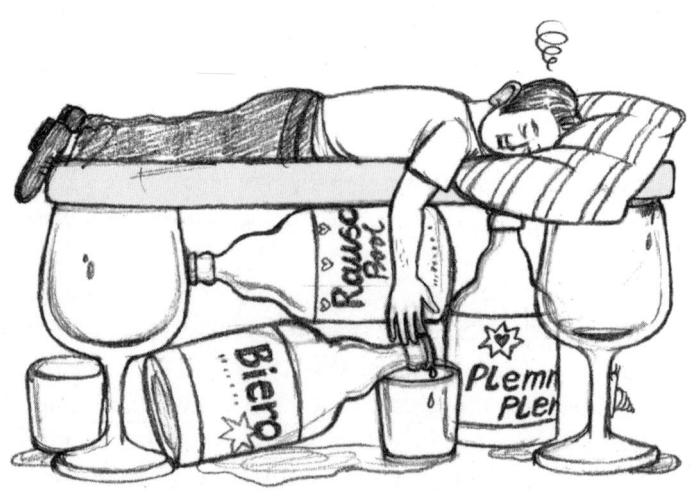

Als ich wieder erwache, läuten die Kirchenglocken in der Nähe gerade drei Uhr. Gerne würde ich einfach liegen bleiben, aber da sind zwei Dinge, die mich unbarmherzig aus dem Bett treiben: erstens meine volle Blase und zweitens schon wieder ein tierischer Durst. Mit halb geschlossenen Augen schalte ich den Fernseher ein, wo ich nach längerem Hin- und Herzappen auf eine Sendung über die Tierwelt Finnlands stoße. So etwas sehe ich ausgesprochen gerne. Überhaupt schaue ich mir mit Begeisterung alles an, was irgendwie mit Natur und Tieren zu tun hat. Und bin normalerweise begeistert bei der Sache. Aber nicht heute, denn kaum habe ich mich hingelegt, schlafe ich schon wieder. Als ich aufwache, dämmert es schon und ich kann mich gerade noch mit Mühe an einen durch die Tundra tappenden Wolf erinnern. Inzwischen läuft eine von den zahlreichen Talkshows, die ich allesamt nicht ausstehen kann, weil sich die Teilnehmer erstens extrem unhöflich ständig ins Wort fallen und zweitens ohnehin nie von einem anderen Gesprächspartner überzeugen lassen. Nein, Talkshows sind definitiv nichts für mich. Da penne ich lieber noch eine Runde.

Doch das verkneife ich mir dann schweren Herzens, weil mein knurrender Magen mich unmissverständlich darauf aufmerksam macht, dass ich unbedingt etwas Essbares zu mir nehmen muss. Und in einer knappen Stunde schließt die Essensausgabe. Ich ziehe mich stöhnend an, wobei ich erhebliche Mühe habe, ohne Sturz in die Hose zu kommen, und tappe, noch immer nicht ganz Herr meiner Sinne, hinunter in den Speisesaal. Und wer lässt es sich da gerade so was von schmecken? Ralf! Er ist von seinem Wochenend-Heimatausflug zurück und lächelt mich mit vollen Backen ausgesprochen vergnügt an.

»Hallo«, begrüße ich ihn. »Schön, dich wiederzusehen«, und er versichert mir, dass es ihm umgekehrt genauso gehe.

»Ich weiß«, sagt er mit vollem Mund und schuldbewusster Miene, »ich sollte nicht so viel essen. Zwanzig Kilo weniger würden mir ausgesprochen guttun. Ach was! Ich wäre schon mit zehn mehr als zufrieden. Wenn das nur nicht so verdammt schwierig wäre!«

»Vielleicht hast du ja nur besonders schwere Knochen«, versuche ich, ihn zu trösten.

Doch er winkt ab. »Das ist Blödsinn. Die Knochen eines Menschen tragen zu seinem Gesamtgewicht gerade mal zwölf Prozent bei, nicht mehr. Bei einem 100-Kilo-Mann sind das also schlappe zwölf Kilo, bei mir vielleicht knappe achtzehn. Der Rest ist Fleisch und Fett. Da beißt die Maus keinen Faden ab. Oder hast du schon mal jemanden mit einer Wampe aus Knochen gesehen?«

Er verdreht die Augen und seufzt schwer. Dann erkundigt er sich nach meinem offensichtlich nicht optimalen Befinden und bietet mir an, mir vom Buffet zu holen, wonach mir der Sinn steht.

»Das ist sehr nett von dir«, sage ich und merke, dass mir das verständliche Formulieren von Wörtern und Sätzen noch immer nicht ganz leichtfällt. »Mir knurrt nämlich so was von der Magen.«

Als Ralf wieder neben mir sitzt, mampfen wir eine Weile still vor uns hin, dann fragt er: »Weißt du, warum er das tut?«

Ich runzle die Stirn. »Wer tut was?«

»Na, der Magen. Warum der knurrt?«

»Darüber habe ich mir eigentlich noch nie Gedanken gemacht. Obwohl ich dazu eigentlich schon mal allen Grund gehabt hätte. Es war beim Konfirmationsgottesdienst meiner mittleren Tochter. Gerade als der Pfarrer verkündet hat: ›Wir beten in der Stille‹, legt mein blöder Magen plötzlich los und macht ein Getöse, dass von Stille beim besten Willen keine Rede sein kann. Wie mich die Leute um mich rum angeglotzt haben! Peinlicher geht's wirklich nicht. Also, warum?«

»Das liegt daran, dass unser Magen pausenlos in Bewegung ist. Immerzu zieht er sich zusammen und dehnt sich wieder aus. Und zwar in leerem Zustand viel heftiger als in gefülltem. Das geht so lange, bis über die Speiseröhre wieder Nachschub an Nahrung kommt. Man nennt diese Aktionen Hungerkontraktionen, und die können so massiv werden, dass manche Menschen sie als regelrecht schmerzhaft empfinden. Dabei werden der Magensaft und die mit dem Speichel geschluckte Luft kräftig durcheinandergewirbelt. Und das verursacht das glucksend-knarrende Geräusch, das wir als Magen-knurren kennen.«

»Aha. Und kann man was dagegen tun?«

»Am besten das, was du auch gerade tust: essen. Ansonsten soll angeblich warmer Tee und Bloß-nicht-an-das peinliche-Knur-ren-Denken helfen. Aber zumindest der zweite Rat scheint mir doch reichlich zweifelhaft.«

»Kann man ja mal ausprobieren«, sage ich. »Aber weil wir gerade beim Erklären sind: Du hast ja sicher gemerkt, dass ich gestern ein bisschen über den Durst getrunken habe. Wobei ›ein bisschen‹ reich-lich untertrieben ist. Heute früh hatte ich dann einen irren Durst. Ob-wohl ich doch nicht zu wenig, sondern eindeutig zu viel Flüssigkeit in mich reingeschüttet habe. Warum ist das so?«

»Interessante Frage«, murmelt Ralf versonnen. »Ja, warum macht Alkohol durstig?« Er denkt eine Weile schweigend nach, dann streicht er sich ein paarmal über den Bart und beginnt zu erklären: »Das liegt zum einen schon mal daran, dass Alkohol die Ausschüt-tung eines Hormons namens Adiuretin oder Vasopressin hemmt. Das wird vor allem nach starken Flüssigkeitsverlusten, etwa nach heftigem Schwitzen, von der Hirnanhangsdrüse ins Blut abgegeben und bewirkt in den Nieren die Rückgewinnung des weitaus größten Anteils der zuvor ausgefilterten Flüssigkeit. Das sind nämlich jeden Tag an die 170 Liter, von denen dank Adiuretin 168 bis 169 wieder ins Blut zurücktransportiert werden. Nur die restlichen ein bis zwei Li-ter pinkeln wir ins Klo. Ist nun von diesem Hormon nicht genügend vorhanden, fließt weitaus mehr Harn – natürlich in stark verdünnter Form – über die beiden Harnleiter in die Blase. Von wo er bekannt-lich über die Harnröhre ins Freie entleert wird. Mit dem Effekt, dass wir, weil wir deutlich mehr Flüssigkeit ausscheiden, als wir vorher getrunken haben, Durst bekommen.

Dabei scheint allerdings nach neueren Erkenntnissen noch ein weiterer Mechanismus beteiligt zu sein, bei dem wieder ein Hor-mon die entscheidende Rolle spielt. Diesmal allerdings eines, dessen

Ausschüttung der Alkohol nicht hemmt, sondern fördert. Dazu muss man wissen, dass wir in unserem Gehirn ein regelrechtes Durstzentrum haben, das permanent über den aktuellen Wasserstand des Körpers informiert wird und bei drohendem Mangel sofort Alarm schlägt. Was wir dann als mehr oder minder starkes Trinkbedürfnis empfinden. Alkohol scheint die Leber zu vermehrter Produktion des besagten Hormons mit dem kryptischen Namen FGF21 anzuregen. Das daraufhin besagtes Durstzentrum stimuliert. Die Folge ist der bekannte Nachdurst oder Brand.«

»Donnerwetter! Was du alles weißt! Respekt!«, lobe ich und gehe dabei das Gehörte noch mal in Gedanken durch.

Ich bin froh, dass ich Simone und den Mädchen heute nicht unter die Augen treten muss. Mein Alkoholexzess ist mir mindestens so unangenehm wie das blöde Magenknurren damals im Gottesdienst. Dabei geht mir der gestrige Tag mit der Familie noch einmal durch den Kopf, und plötzlich fällt mir wieder ein, dass ich Ralf noch etwas anderes fragen wollte: »Weil wir gerade von peinlichen Dingen sprechen: So gut, wie du dich auskennst, kannst du mir doch sicher auch erklären, warum wir rot werden, wenn wir uns schämen. Zumindest bei mir ist das extrem ausgeprägt.«

»Das scheint schon mal eine ideale Voraussetzung für das Rotwerden zu sein«, erläutert Ralf. »Dass man sich dessen bewusst wird und sich davor fürchtet. Wobei ja nicht nur Scham, sondern auch Wut und eben das Vor-dem-Rotwerden-Angst-Haben die auffällige Körperreaktion auslösen können. Das ist allerdings, wie gesagt, von Mensch zu Mensch sehr unterschiedlich. Während sich die Gesichtsfarbe des einen, egal, wie beschämt oder zornig er ist, allenfalls in Nuancen verändert, wird ein anderer tatsächlich feuerrot wie eine Tomate. Bei solchen sehr emotionalen Typen kommt es dann gar nicht selten vor, dass ihnen, während ihr Kopf glüht, überall sonst am Körper kalter Schweiß ausbricht, sodass sie sich fühlen, als hätten sie eine schwere Grippe. Das scheint nach neueren Erkenntnissen nicht einmal Zufall zu sein, denn die körperlichen Reaktionen beim Schämen gleichen tatsächlich den Vorgängen bei einer Abwehrreaktion auf eingedrungene Krankheitskeime, sprich: einer Infektion. In beiden Fällen wird das Immunsystem aktiv und überschwemmt das Blut mit Botenstoffen, die unter anderem für eine starke Erweiterung der Gefäße sorgen. Bei einer wirklichen Infektion ist das durchaus sinnvoll, gelangen so doch rasch große Mengen weißer Blutkörperchen an den Ort des Geschehens, um sich dort auf die Eindringlinge zu stürzen und sie niederzumachen.

In einer peinlichen Situation bewirkt die massiv gesteigerte Durchblutung dagegen nur, dass wir rot werden wie eine Verkehrsampel. Aber genau darin sehen manche Biologen den tieferen Sinn des Ganzen. Sie glauben nämlich, dass das Rotwerden ein seit Urzeiten wirksames Signal ist, das den Sippenmitgliedern schon in der Steinzeit signalisierte: ›Ich weiß, dass ich Mist gebaut habe. Bitte verzeiht mir‹, und so vielleicht den Ausschluss aus der Gruppe verhinderte.« Ralf sieht mich eine Weile schweigend an. Dann fährt er fort: »Aber das sind – da muss man ganz ehrlich sein – alles mehr oder weniger gewagte Theorien, die mal als Erklärung taugen, ein andermal aber nicht. Fazit: Genau weiß über das verräterische Rotwerden niemand Bescheid.«

»Trotzdem aufschlussreich, was du da erzählt hast«, sage ich. »Muss ich mir noch mal Gedanken drüber machen.«

In dem Moment betritt Malia den Speisesaal. Sie begrüßt uns herzlich, holt sich vom Buffet ein Stück Gemüseflammkuchen und setzt sich zu uns.

Als ich ihr dabei zusehe, wie sie es sich schmecken lässt, schießt mir plötzlich eine ziemlich skurrile Frage durch den Kopf. Ich wende mich an Ralf: »Wo ich gerade Malia sehe, würde ich gerne noch etwas wissen. Und zwar etwas ungemein Wichtiges: Können Farbige eigentlich auch rot werden?«

Ralf lacht kurz auf. »Worüber du dir alles Gedanken machst! Die Sache ist doch die, dass das Rotwerden auf einer vermehrten Durchblutung des Gesichts beruht. Warum sollte das bei Dunkelhäutigen anders sein? Dieses Phänomen gibt's bei denen mit Sicherheit ganz genauso. Mit dem einzigen Unterschied, dass man's eben nicht sieht.«

»So, wie man bei uns auch nicht sieht«, schaltet sich Malia ein, »wenn wir uns irgendwo angestoßen haben. Ich meine, wir bekommen praktisch keine blauen Flecken. Oder besser gesagt: Man sieht sie halt kaum. Aber der Bluterguss ist natürlich genauso da. Aber wie ist es eigentlich bei Chinesen? Werden die auch rot?«

»Mit Sicherheit«, antworte ich kichernd. »Aber bei denen sieht das Gesicht dann eben nicht rot aus, sondern orange.«

Nachdem auch Ralf und Malia kurz aufgelacht haben, wechsle ich abrupt das Thema: »Und weil ihr meine Frage so schön beantwortet habt, will jetzt einmal *ich* euch etwas bieten. Genauer gesagt, euch etwas vorführen, was ihr vielleicht noch nicht kennt und was euch hoffentlich beeindruckt.«

»Da bin ich aber gespannt«, sagt Ralf, und Malia pflichtet ihm bei: »Ich auch.«

»Ich muss dazu nur ein paar Utensilien aus der Küche holen.« Damit erhebe ich mich. »Bin gleich wieder da.«

In der Küche ist an diesem Sonntagabend so gut wie nichts los. Das Buffet für die wenigen Patienten, die versorgt werden müssen, steht ja schon seit Längerem auf den Tischen, und bis zum Abräumen ist noch gut eine Viertelstunde Zeit. Deshalb herrscht eine spürbare Atmosphäre träger Arbeitsunlust. Eine Frau in einem weißen Kittel räumt irgendetwas von irgendwo nach anderswo, und eine andere blättert gelangweilt in einer Illustrierten.

»Entschuldigen Sie bitte die Störung«, mache ich mich bemerkbar. »Könnte ich vielleicht mal zwei Gläser und zwei Schüsseln haben?«

»Wozu?«, brummt die, die müde umherschlappt. Und ihre Kollegin fügt hinzu: »Ist was nicht in Ordnung?«

»Nein, nein, alles bestens«, beeile ich mich, die beiden zu beruhigen. »Ich möchte nur ein physiologisches Experiment machen.«

Sie sehen sich gegenseitig verständnislos an. Dann meint die Illustrierten-Leserin: »Ein Experiment? Na, ich weiß nicht. Nachher fliegt noch der Speisesaal in die Luft.« Und ihre Kollegin ergänzt kopfschüttelnd: »Und wir sind schuld. Nein, das riskieren wir besser nicht. Kommen Sie doch morgen wieder, wenn die Küchenchefin da ist.«

»Keine Sorge«, erwidere ich und versuche dabei, ein Gesicht wie ein kleines Kind zu machen, das seine Mutter um ein Eis anbettelt. Und weil ich bei beiden Frauen Anzeichen erkenne, die ich als beginnende Nachgiebigkeit deute, füge ich sogar noch ein sehnliches »Bitte, bitte« hinzu.

Noch einmal fliegen zwischen den beiden Frauen ratlose Blicke hin und her. Dann meint die Leserin: »Also gut. Auf Ihre Verantwortung.« Damit erhebt sie sich stöhnend, schlurft zu einem Regal an der Wand und steht gleich darauf mit zwei voluminösen Glasschüsseln und zwei Weizenbiergläsern vor mir.«

»Vielen, vielen Dank«, säusle ich. »Jetzt brauche ich nur noch heißes und kaltes Wasser. Bin gleich wieder da.«

Bevor eine der beiden Einspruch erheben kann, verlasse ich den Raum, stelle die Schüsseln vor Ralf und Malia auf den Tisch, kehre in die Küche zurück und fülle, ohne auf die zwei Frauen zu achten, am Spülbecken kurzerhand das eine Glas mit heißem und das andere mit kaltem Wasser. »Vielen Dank noch mal.«

Wieder bei meinen Tischnachbarn angekommen, bitte ich sie, die Augen zu schließen. »Oder soll ich sie euch verbinden?«

»Nicht nötig«, versichern beide im Einklang. »Ich schummle nicht.«

»Ich habe hier in den Gläsern einmal heißes und einmal kaltes Wasser. Hört mal genau hin!« Damit gieße ich zuerst das heiße Wasser vorsichtig in die eine Schüssel und nach einer kurzen Pause das kalte in die andere. »Und jetzt sagt mir: Welches Wasser war welches?«

»Das ist einfach«, sagt Ralf mit geschlossenen Augen. »Nummer eins war das heiße und Nummer zwei das kalte.«

»Und was sagst du, Malia?«

»Dasselbe. Erstaunlich, wie verschieden sich das anhört.«

»Stimmt genau«, bestätige ich. »Habt ihr gewusst, dass man das allein am Klang unterscheiden kann?«

Ralf schüttelt den Kopf. »Bis gerade eben nicht. Kannst du das erklären?«

»Kann ich«, sage ich stolz, auch einmal der Lehrer zu sein. »Ich habe das von Lisa. Und die wieder aus ihrem Chemieunterricht. Als sie uns das vorgeführt hat, war ich genauso verblüfft, wie du jetzt. Tatsächlich hört sich kaltes Wasser beim Einschenken tiefer und dunkler an, während heißes höher, heller, sprudelnder klingt. Das liegt daran, dass Wasser umso zähflüssiger wird, je kälter es ist. Oder, wenn du es chemisch willst: Bei abnehmender Temperatur lagern sich die Moleküle über Wasserstoffbrücken immer fester zusammen. So besitzen sie immer weniger Energie und bewegen sich immer träger. Mit anderen Worten: Kaltes Wasser ist eine kompakte, einheitliche Masse, die schwer ins Glas fällt. In heißem Wasser dagegen wirbeln die Moleküle wild durcheinander. Es fließt – wie warmer Honig im Vergleich zu kaltem – wesentlich leichter, man könnte sagen: Es platscht nicht, es plätschert. Und das hört man. Hinzu kommt, dass heiße Flüssigkeiten viel mehr Bläschen enthalten, die beim Platzen nicht nur eine Art Gluckern erzeugen, sondern zudem die Frequenz des Einschenkgeräusches nach oben verschieben. Folge: Der Ton beim Auftreffen auf Glas oder Porzellan wird ein wenig höher. In Wirklichkeit ist das Ganze natürlich wesentlich komplizierter. Hat, soviel ich weiß, eine Menge mit der Thermodynamik bewegter Flüssigkeiten zu tun, aber da kenne ich mich nicht aus.«

»Sehr interessant«, sagt Malia, sichtlich beeindruckt. Und Ralf stimmt ihr kopfnickend zu.

»Finde ich auch«, sage ich. »Besonders verblüffend ist dabei, dass wir den Unterschied fast alle auf Anhieb wahrnehmen, ohne dass man uns zuvor erklären müsste, worauf wir achten sollen. Das liegt möglicherweise daran, dass wir die Heiß-kalt-Unterscheidung – freilich, ohne uns dessen bewusst zu werden – von klein auf trainieren.

Schließlich wollen wir uns an einer Tasse heißem Tee oder Kaffee ja nicht die Lippen verbrennen. So entwickeln wir mit der Zeit ganz automatisch ein feines Gespür oder besser Gehör dafür, ob wir ein Getränk, das in unserem Beisein in ein Gefäß gekippt wird, gefahrlos an den Mund führen können oder besser vorsichtig sein sollten.«

»Klingt einleuchtend«, meint Ralf. »Muss ich meinen Kids, wenn ich wieder zu Hause bin, unbedingt mal vorführen.«

Spricht's und beißt herzhaft in ein weiteres, dick mit Leberwurst belegtes Brot.

Warum eineiige Zwillinge sich nicht wie ein Ei dem anderen gleichen

Wie jeden Sonntagabend ist im Klinikcafé umso mehr los, je später es wird. Überall Abschiedsszenen zwischen Patienten und Besuchern. Händeschütteln, Umarmungen, Tränen. An einem der Ecktische entdecke ich Helga, die mir freundlich zuwinkt. Auf jedem ihrer Oberschenkel sitzt ein kleines Kind. Wie es scheint, Junge und Mädchen.

»Deine Enkel?«, frage ich sie, als ich ihr die Hand reiche und dabei auch die Eltern der Kleinen mit einem Kopfnicken begrüße.

Helga stellt mich kurz vor, dann strahlt sie mich an. »Ja, das sind Leon und Lea. Beide 15 Monate alt.«

»Aha, Zwillinge«, sage ich. »Das dachte ich mir schon. Sehr süß.«

»Zweieiig«, mischt sich der etwa dreißigjährige Mann ein, den Helga mir als ihren Sohn Gerhard vorgestellt hat. Ganz offensichtlich der Vater.

»Na ja«, sage ich. »Das ist ja bei Junge und Mädchen wohl klar.«

»Nicht ganz«, widerspricht er mir. »Auch ein Junge und ein Mädchen können eineiige Zwillinge sein. Wenn das Mädchen nämlich ein Turner-Mädchen ist.«

»Ein was?«

Er reicht mir die Hand, die ich kurz, aber kräftig drücke. »Sie müssen wissen, ich arbeite als Genetiker an einem wissenschaftlichen Institut. Da befassen wir uns mit derlei Dingen. Im Prinzip haben Sie natürlich recht. Da eineiige Zwillinge exakt dieselben Erbanlagen haben, sind sie normalerweise auch gleichgeschlechtlich. Aber eben nur normalerweise.« Er macht eine Pause und lächelt mich freundlich an. »Aber ich langweile Sie.«

»Ganz und gar nicht«, beeile ich mich zu versichern. »Erklären Sie's mir.«

»Nun, Sie wissen sicher, dass Jungen die Geschlechtschromosomen-Kombination XY haben, während es bei Mädchen zwei X sind.«

»Nun ja«, unterbreche ich ihn. »Das weiß ich zwar tatsächlich, könnte jetzt aber nicht auf Anhieb sagen, warum das so ist. Helfen Sie mir vielleicht auf die Sprünge?«

»Selbstverständlich. Die Sache ist eigentlich ganz einfach. In jeder einzelnen unserer Zellen oder, genauer gesagt, in deren Kern, befinden sich 46 Chromosomen – 23 vom Vater und 23 von der Mutter –, von denen jedes eine größere Anzahl von Genen und damit gewissermaßen einen Teil unseres individuellen Bauplans enthält. Zwei davon sind sogenannte Geschlechtschromosomen, die, wie der Name schon sagt, unser Geschlecht bestimmen. Die weibliche Eizelle und das männliche Spermium enthalten aber nur jeweils die halbe Chromosomenanzahl, also 23. Was ja zwangsläufig auch so sein muss, damit es nach deren Verschmelzung wieder 46 sind. Mithin besitzt jeder von den beiden auch nur ein einziges Geschlechtschromosom. Von denen gibt es aber zwei unterschiedliche Arten, die man als X und Y bezeichnet. In einer weiblichen Eizelle befindet sich immer ein X-Chromosom, während die Hälfte der männlichen Spermien ein X- und die andere ein Y-Chromosom in sich trägt. Somit ist es purer Zufall, ob die Eizelle von einem X- oder einem Y-Spermium befruchtet wird. Im ersten Fall haben die Zellen des aus der Kernverschmelzung hervorgehenden Keimes die Geschlechtschromosomen-Kombination XX, und das Kind wird ein Mädchen, im zweiten Fall XY, was einen Jungen ergibt.« Gerhard blickt mich aufmerksam an. »So weit klar?«

Nachdem ich wortlos genickt habe, fährt er fort: »In seltenen Fällen kommt es vor, dass einem ursprünglich männlichen Embryo wegen eines Fehlers bei einer frühen Zellteilung das Y-Chromosom abhandenkommt. Passiert das einem von zwei männlichen Zwillingen, wird einer der beiden heranwachsenden Keimlinge ganz normal ein XY-Junge, während der andere nur noch ein einziges Geschlechtschromosom, nämlich das übrig gebliebene X, besitzt. Damit ist das daraus hervorgehende Baby äußerlich ein Mädchen, leidet aber in der Folge unter dem sogenannten Turner-Syndrom. Die Betroffenen sind auffallend klein, erleben keine Pubertät und bleiben daher zeitlebens unfruchtbar. Trotzdem sind sie natürlich eindeutig Mädchen beziehungsweise Frauen.«

»Und wie oft kommt so etwas vor?«, frage ich verblüfft.

»Bei etwa einer von 2500 Mädchengeburten. Wobei die Betroffene natürlich nur in sehr seltenen Fällen die Zwillingsschwester eines Jungen ist. Aber vorgekommen ist das tatsächlich schon. Und zwar auch schon bei eineiigen.«

»Krass!«, sage ich kopfschüttelnd. »Aber weil wir gerade bei den Geschlechtschromosomen sind. Die sind doch, wenn ich mich recht an meinen Biounterricht erinnere, irgendwie auch dafür verantwortlich, dass praktisch nur Jungen Rot und Grün nicht unterscheiden können, oder?«

»Respekt«, lobt er mich. »Und dass es praktisch auch nur männliche Bluter gibt. Denn die Ursache sowohl der Rot-Grün-Blindheit als auch der Bluterkrankheit liegt in einem Gendefekt. Und zwar in einem, bei dem das betroffene Gen auf einem X-Chromosom liegt. Bei Mädchen wirkt sich das normalerweise nicht aus, weil das andere, gewissermaßen gesunde X-Chromosom den Schaden ausgleicht und den Krankheitsausbruch verhindert. Ein Junge besitzt aber nur ein einziges derartiges Chromosom, und deshalb macht sich der Defekt bemerkbar.«

»Genau«, sage ich. »Jetzt erinnere ich mich wieder. Für eine solche Art der Vererbung gibt es, soweit ich mich erinnere, einen ziemlich komplizierten Fachausdruck, richtig?«

»Sie meinen ›gonosomal-rezessive Vererbung‹?«

»Ich glaube schon.«

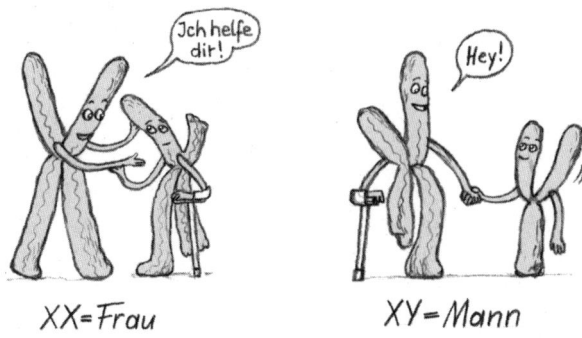

XX=Frau   XY=Mann

*Ein intaktes X-Chromosom kann ein defektes ausgleichen,
so dass Rot-Grün-Blindheit und Bluterkrankheit zwar von
Frauen vererbt werden, aber nicht bei ihnen vorkommen.*

»›Gonosomal‹ heißt ›ein Geschlechtschromosom betreffend‹, und ›rezessiv‹ ist eine Vererbung dann, wenn ein Merkmal nur für den Fall erkennbar wird, dass von den beiden Chromosomen, die das entsprechende Gen enthalten, beide betroffen sind. Wobei im Fall des X-Chromosoms bei einer männlichen Person eben schon dieses eine genügt, da es ja kein intaktes Gegenstück gibt.«

»Wenn Sie sich in derlei Dingen schon so gut auskennen«, sage ich und streiche dabei den Zwillingen abwechselnd über die dichten blonden Haare, »dann können Sie mir doch sicher eine Frage beantworten, die mich seit genau zwei Wochen beschäftigt?«

»Schau'n wir mal. Worum geht's denn?«

»Heute vor 14 Tagen gab's im Fernsehen einen Krimi, in dem es um mörderische Zwillinge ging. Dabei war der Kommissar total erstaunt, dass die, obwohl sie eineiig waren, unterschiedliche Fingerabdrücke hatten. Und mir ging's, offen gestanden, genauso. Daher meine Frage an Sie als Fachmann: Gibt's so was tatsächlich?«

»Komisch«, sagt er, »das hat mich erst vor wenigen Tagen ein Bekannter gefragt. Hatte wohl auch den Krimi gesehen. Aber ja doch, das gibt's wirklich. Obwohl eineiige Zwillinge von ihren Erbanlagen her absolut identisch sind, sind ihre Fingerabdrücke verschieden – zwar nicht so stark wie bei anderen Menschen, aber mithilfe einer Lupe doch deutlich erkennbar. Und so merkwürdig es klingt: Die Ursache liegt in besagten Erbanlagen: Die werden nämlich nach unterschiedlichen Mustern aktiviert beziehungsweise angeschaltet, sodass zu einem bestimmten Zeitpunkt bei dem einen Gene wirksam sind, die beim anderen gerade ruhen.

Das lässt sich in etwa mit zwei Personen vergleichen, die vollkommen gleiche Kleidungsstücke besitzen, aber nie zur selben Zeit denselben Pulli, dieselbe Jacke und dieselbe Hose tragen. Deshalb können identische Gene bei eineiigen Zwillingen durchaus verschiedene körperliche Merkmale hervorbringen – zwar nur im Kleinen, aber immerhin. Außerdem spielt die Tatsache eine Rolle, dass manche Gene nur relativ grobe Baupläne zur Ausprägung eines bestimmten Merkmals beinhalten, während die endgültige Ausprägung eher von zufälligen äußeren Einflüssen abhängt. So begünstigen bestimmte Erbanlagen zum Beispiel ein verstärktes Muskelwachstum. Das macht sich jedoch erst bemerkbar, wenn der Betreffende auch entsprechend trainiert. Tut er das nicht, bleibt er genauso schmächtig wie einer, der nicht über eine solche Genausstattung verfügt. Deshalb kann von zwei eineiigen Zwillingen der eine ohne Weiteres erheblich kräftiger sein als der andere. Tatsächlich erweist sich bei genauem Hinsehen, dass eineiige Zwillinge sich keinesfalls nur in den Fingerabdrücken, sondern auch in zahlreichen anderen Merkmalen unterscheiden: in der Form ihrer Lidspalten etwa oder in Pigmentflecken, die weder alle dieselbe Größe und Form aufweisen, noch an exakt derselben Stelle sitzen.«

»Und ich dachte immer, eineiige Zwillinge wären ganz und gar identisch. Wobei ...« – ich denke eine Weile wortlos nach – »... ich es eigentlich besser wissen müsste. Denn in meiner Grundschulklasse waren zwei Jungs, die waren eineiig. Die konnte ich lange nicht unterscheiden. Dann hat mir eine Mitschülerin verraten, dass der eine

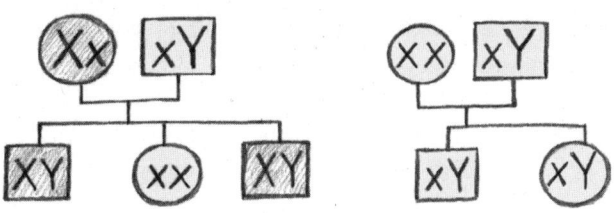

Gonosomal-rezessiver Erbgang

ein Muttermal an der rechten Wange hatte, direkt vor dem Ohr. Von da an wusste ich immer, wer wer war.«

Plötzlich fällt mir etwas ein. »Jetzt haben Sie mir so viel Interessantes über Zwillinge erzählt«, sage ich. »Da würde ich mit Ihnen, wenn Sie nichts dagegen haben, gern mal einen kleinen Test machen. Es gibt zu dem Thema nämlich etwas, was Sie vielleicht nicht wissen.«

»Nur zu«, lacht er, und ich registriere, dass die anderen Personen am Tisch uns auf einmal aufmerksam zuhören. »Man lernt ja bekanntlich nie aus.«

»Genau genommen«, sage ich und senke geheimnistuerisch die Stimme, »geht es dabei weniger um angelerntes Wissen als vielmehr um logisches Kombinieren.«

»Eine Denksportaufgabe?«

»Genau. Also: Zwei Kinder haben dieselben Eltern und sind am selben Tag am selben Ort geboren. Und doch sind sie keine Zwillinge. Wie lässt sich das erklären?«

Alle am Tisch denken angestrengt nach. Selbst die beiden Kleinen auf Helgas Schoß sind auf einmal ganz ruhig. Dann sagt ihre Großmutter: »Sie sind in verschiedenen Jahren geboren.«

Ich schüttle den Kopf. »Nein, an exakt demselben Tag, kurz hintereinander.«

Nachdenkliche Stille ringsum. Dann meint Gerhard schulterzuckend: »Ich habe keine Ahnung. Ist mir zwar peinlich, aber leider Tatsache.«

»Ist eigentlich gar nicht schwer«, steigere ich die Spannung. »Genau genommen gibt es sogar mehrere Lösungen.«

»Nun verraten Sie's schon«, fordert Gerhard mich auf. »Ich komm beim besten Willen nicht drauf.«

»Okay«, verkünde ich lachend, »es sind Drillinge. Da fehlt noch einer.«

Gerhard fällt in mein Gelächter ein. »Da hätte ich wirklich drauf kommen können. Und die anderen Lösungen sind dann Vierlinge, Fünflinge und so weiter.«

»Genau«, bestätige ich. »Ich gebe zu, die Sache ist ein bisschen schräg. Aber sachlich korrekt, oder?«

»Durchaus. Aber weil wir gerade bei Denksportaufgaben sind. Wollen Sie auch eine?«

Jetzt abzulehnen, wäre unhöflich. Also nicke ich auffordernd, obwohl ich genau weiß, dass ich in derlei Dingen nicht der Hellste bin. »Nur zu.«

»Also, drei Ameisen laufen hintereinander her. Sagt die erste Ameise: ›Hinter mir laufen zwei Ameisen.‹ Sagt die zweite Ameise: ›Vor mir läuft eine Ameise, und hinter mir läuft eine Ameise.‹ Sagt die dritte Ameise: ›Vor mir laufen zwei Ameisen, und hinter mir läuft eine Ameise.‹ Wie lässt sich das logisch erklären?«

Mein Blick wandert automatisch zur Decke, während ich mir das Gehirn zermartere. »Sie laufen im Kreis?«, ist am Ende alles, was mir dazu einfällt.

Gerhard schüttelt den Kopf. »Nein, in einer Reihe hintereinander her.«

»Und hinter ihnen folgen nicht noch welche?«

»Nein, es sind nur die drei.«

Ich zucke ratlos mit den Schultern. »Tut mir leid, ich komm nicht drauf.«

»Ist aber eigentlich genauso logisch wie die Sache mit den Zwillingen.«

»Spannen Sie mich nicht länger auf die Folter.«

Gerhard blickt die anderen Personen am Tisch der Reihe nach an, bekommt aber auch von ihnen keine Erklärung.

»Dann muss ich's wohl verraten«, sagt er mit breitem Grinsen. »Die dritte Ameise lügt.«

»Oooh«, stöhne ich unwillkürlich. »So einfach, und ich steh voll auf dem Schlauch. Peinlich!«

Gerhard macht eine abwehrende Handbewegung. »Nicht mehr, als ich bei der Zwilling-Aufgabe. Aber ist Ihnen aufgefallen, dass Sie, als Sie intensiv nachgedacht haben, die ganze Zeit starr nach oben geblickt haben?«

»Nicht direkt. Aber ich denke, das tun viele, wenn sie sich angestrengt konzentrieren, oder?«

»Allerdings. Die Frage ist nur, warum. Erwartet man sich vielleicht vom Himmel her die große Erleuchtung?«

»Keine Ahnung«, erwidere ich. »Ich weiß nur, dass ich das ganz besonders intensiv tue, wenn ich mir irgendetwas ins Gedächtnis rufen will, das ich vergessen habe.«

»Richtig«, bestätigt er. »Das ist exakt der Punkt. Solche Fragen – ich meine, warum wir uns in bestimmten Situationen so und nicht anders verhalten – interessieren mich sehr. Manchmal bedaure ich, nicht Psychologie studiert zu haben.«

»Können Sie doch noch nachholen«, sage ich. »Um etwas Neues zu lernen, ist es bekanntlich nie zu spät.«

Er schüttelt energisch den Kopf. »Keine Zeit. Also, die Sache ist die: Den Blick richten wir, in der Regel vollkommen unbewusst, vor allem dann Richtung Decke, wenn wir Gelerntes bildlich abspeichern wollen. Das hilft uns nämlich nachweislich dabei, uns einzuprägen, an welcher Stelle einer Lehrbuchseite eine bestimmte Illustration oder ein Diagramm zu finden ist und wie es aussieht. Und wenn wir uns das dann wieder, etwa bei einer Prüfung, ins Gedächtnis rufen wollen, hilft es unserem Erinnerungsvermögen, wenn wir dabei dieselbe Kopfhaltung einnehmen wie beim Einprägen. Das ist in etwa so, wie wenn uns bei einem Spaziergang etwas Wichtiges einfällt, das wir beim Heimkommen wieder vergessen haben. Da macht es durchaus Sinn, denselben Weg noch mal zu gehen. Oft kommt einem dabei nämlich das Vergessene genau an der Stelle wieder in den Sinn, an der es einem auch beim ersten Mal eingefallen ist.«

»Das stimmt«, pflichtet ihm Helga bei, die unserer Unterhaltung offenbar die ganze Zeit aufmerksam gefolgt ist. »Mir tut das öfter passieren, wenn ich in den Keller gehe, um irgendetwas zu holen, und mir beim Runtersteigen in den Sinn kommt, dass ich dabei doch noch etwas anderes miterledigen könnte. Aber wenn ich dann unten bin, habe ich vergessen, was das war. Dann tut es mir manchmal nützen, wenn ich noch mal hoch und wieder runtergehe. Oft fällt mir dabei wieder ein, worum es ging.«

»Das kann ich bestätigen«, ertönt plötzlich eine Stimme von der Seite. »Oder habe ich vielleicht etwas falsch verstanden?«

Als ich mich umwende, sehe ich Werner, der sich unserer kleinen Gruppe angeschlossen hat, ohne dass ich es mitbekommen habe.

»Was Sie verstanden haben, weiß ich natürlich nicht«, antwortet Gerhard, lauter werdend. »Es ging um das lästige Vergessen. Und dass das mit dem Älterwerden immer schlimmer wird.«

Werner nickt bedächtig. »Ja, das kenne ich tatsächlich zur Genüge. Was ich jedoch viel bemerkenswerter finde, ist, dass ich manchmal das Gefühl habe, irgendetwas schon einmal gesehen oder erlebt zu haben. Obwohl das eigentlich nicht sein kann. Letztes Jahr zum Beispiel war ich mit meiner Frau in Südengland. Da gab es haufenweise Geschäfte mit Antiquitäten und anderem mehr oder minder dekorativen Krempel. In solch einem Laden stand ich mal vor einem Schaukelpferd, bei dem ich sicher war, es schon einmal irgendwo gesehen zu haben.«

»Na ja«, meint Gerhard. »Vielleicht war das ja eines von vielen gleichen oder zumindest ähnlichen.«

Werner schüttelt den Kopf und räuspert sich ausgiebig. »Ich bin ja noch nicht fertig. Der Gedanke ist mir natürlich auch sofort gekommen. Aber der Geschäftsinhaber hat mir versichert, das Teil sei ein Unikat, das ein Bekannter eigens für ihn angefertigt habe. Doch was der Sache die Krone aufsetzt: Inzwischen hatte ich das intensive Gefühl, schon mal in dem Laden gewesen zu sein. Mir kam der auf einmal total vertraut vor. So, als hätte ich dort schon öfter eingekauft. Dabei war das ganz ausgeschlossen, denn ich war noch nie zuvor in Südengland.«

»So was nennt man ›Déjà-vu‹, zu Deutsch: ›Schon mal gesehen‹. Ich denke, das hat in irgendeiner Form jeder von uns schon mal erlebt.«

»Und hast du eine Ahnung«, frage ich, »wie so etwas zustande kommt?«

Gerhard überlegt eine Weile, bevor er antwortet: »Soviel ich weiß, gibt es dafür mehrere Erklärungen, von denen aber keine absolut stichhaltig ist. Esoterisch angehauchte Zeitgenossen sehen darin vermutlich Erinnerungen an ein früheres Leben oder an unterdrückte Fantasien. Aber es gibt auch seriösere Denkansätze. So halten es manche Wissenschaftler für möglich, dass Neuronen in Gehirnbezirken, die für das Abspeichern optischer oder akustischer Eindrücke und das spätere Sich-wieder-daran-Erinnern zuständig sind, ohne ersichtlichen Grund, also gleichsam aus Versehen, feuern. So wie manchmal ein Muskel zuckt, ohne dass es dafür einen erkennbaren Grund gibt.

Andere vermuten, die Ursache des Déjà-vu-Erlebnisses liege in einer fehlerhaften Synchronisation bei der Informationsverarbeitung im Gehirn. Schließlich sind an dem Gesamteindruck, den etwas in uns hervorruft, unterschiedliche Sinnesempfindungen beteiligt. Und die erreichen die zuständigen Hirnzentren möglicherweise nicht exakt zur selben Zeit, sodass sie als voneinander unabhängige Meldungen registriert und abgespeichert werden.

Denkbar ist auch, dass ein bestimmtes Detail, das wir irgendwann einmal völlig unbewusst registriert haben, uns in einer anderen Situation plötzlich bekannt vorkommt. So halte ich persönlich es zum Beispiel für durchaus möglich, dass man den Vorhang in irgendeinem

Hotelzimmer früher mal, ohne ihn bewusst wahrzunehmen, woanders gesehen hat, und einem das Gehirn deshalb vorgaukelt, schon einmal im selben Raum gewesen zu sein. Das scheint mir durchaus plausibel, und zwar vor allem dann, wenn es nicht nur um eine einzelne Sache geht. Hört man in besagtem Hotelzimmer zum Beispiel auch noch eine Kirchenglocke, die genauso klingt wie eine, die man schon mal woanders gehört hat, kann das das Erinnerungsvermögen ganz sicher gehörig aufs Glatteis führen.«

»Donnerwetter!«, lobe ich beeindruckt. »Das Psychologiestudium können Sie sich getrost sparen. Sie sind ja schon jetzt ein Experte ersten Ranges.«

Gerhard schüttelt den Kopf. »Das täuscht. Ich beschäftige mich zwar zugegeben gern mit derlei Dingen, aber deswegen maße ich mir noch lange nicht an, ein Fachmann zu sein. Wobei die Erklärungsversuche, die ich aufgezählt habe, ja ohnehin nichts weiter sind als bloße Theorien. Die genaue Ursache von Déjà-vu-Erlebnissen ist nämlich trotz intensiver Forschung nach wie vor unklar. Schließlich ist es ja auch durchaus denkbar, dass es nicht nur die eine, allumfassende Erklärung gibt, sondern, von Fall zu Fall unterschiedlich, mal die eine und mal die andere zutrifft.«

»Ja, ja, die Sinnesphysiologie«, höre ich plötzlich Ralfs vertraute Stimme. Auch bei ihm habe ich gar nicht bemerkt, dass er sich unserer Runde angeschlossen hat. »Ein ungeheuer faszinierendes Fachgebiet. Und vor allem eines, bei dem es noch jede Menge zu entdecken und aufzuklären gibt.« Er hält kurz inne, sieht uns der Reihe nach an und lächelt zufrieden wie ein Lehrer, der feststellt, dass ihm die Schüler aufmerksam lauschen. »Ich habe zum Beispiel mehrere Patienten, die können Töne sehen. Das heißt, sie sehen zu jeder Note eine ganz bestimmte Farbe: zu einem C vielleicht ein leuchtendes Grün und zu einem A ein mattes Blau. Andere assoziieren mit einem Ton einen speziellen Geschmack, wieder andere riechen bestimmte Formen, und bei einer kleinen Gruppe treten sogar mehrere derartige Sinneskombinationen gleichzeitig auf. Zu etwa drei Viertel ist das bei

Frauen der Fall, und unter ihnen sind merkwürdigerweise Linkshänderinnen deutlich in der Mehrheit.«

»Das kenne ich«, lässt sich aus dem Hintergrund eine Frau vernehmen, die neu in der Klinik sein muss, weil ich sie noch nie gesehen habe. »Meine Schwägerin hat so etwas Ähnliches: Bei ihr sind es Zahlen, die sie mit Farben verknüpft. Ich weiß zum Beispiel, dass für sie eine Sieben gelb und eine Acht rot ist. Das Erstaunliche daran ist, dass sie das selbst überhaupt nicht stört. Im Gegenteil: Sie behauptet, das würde ihr beim Rechnen sogar helfen. Und ganz besonders beim Lösen von Sudokus, was sie deshalb ausgesprochen gern tut.«

»Man nennt das Synästhesie«, erklärt Ralf. »Was so viel bedeutet wie ›Empfindungsverschmelzung‹. Früher nahm man an, das käme nur sehr selten vor, doch groß angelegte wissenschaftliche Studien haben ergeben, dass im Durchschnitt unter etwa dreißig Menschen einer ist, bei dem ein bestimmter Sinnesreiz mindestens noch eine weitere Empfindung auslöst. Und um es klar zu sagen: Synästhesie hat nichts mit Einbildung zu tun, das haben Neurologen einwandfrei bewiesen. Vielmehr ist es wohl so, dass etwa im Gehirn von Menschen, die farbig hören, neben dem Hör- stets auch noch das Sehzentrum aktiv ist. Forscher betrachten denn auch die Verknüpfung verschiedener Sinnesbereiche mithilfe des sogenannten limbischen Systems – das ist im Gehirn für das Entstehen von Gefühlen verantwortlich – als mögliche Ursache des erstaunlichen Phänomens.«

Ralf wendet sich der unbekannten Frau mit der bunte Zahlen sehenden Schwägerin zu: »Und du hast durchaus recht: Die Synästhesie ist für die Betroffenen oft keinesfalls von Nachteil. Vielmehr erlaubt sie den meisten von ihnen, sich an Erlebtes, Gelesenes oder Gehörtes erheblich intensiver oder länger zu erinnern, als dies anderen Menschen möglich ist.«

»Das kann ich mir lebhaft vorstellen«, werfe ich ein. »Denk nur an die Gesellschaftsspiele, bei denen man sich etwa möglichst lange Folgen nacheinander erscheinender Farben merken soll. Ist das Aufleuchten einer neuen Farbe jedes Mal mit einem bestimmten Ton

verknüpft, gelingt das wesentlich besser als ohne akustische Begleitung.«

»Ich würde jedenfalls viel dafür geben«, höre ich auf einmal Malias Stimme und erkenne inmitten der vielen Teilnehmer unserer
Diskussionsrunde erst jetzt ihren schwarzen Wuschelkopf, »wenn ich
beim Englischlernen die neuen Vokabeln jeweils mit einem Ton, einer Farbe oder einem angenehmen Geschmack verknüpfen könnte.
Vielleicht würde ich sie mir dann endlich merken.«

Zum ersten Mal äußerst sich jetzt auch Gerhards Frau, die Mutter
der Zwillinge. »Und ich fände es toll«, sagt sie kichernd, »wenn mich
nicht jedes Mal der üble Gestank, sondern vielleicht eine fröhliche
Melodie darauf aufmerksam machen würde, dass Leon oder Lea die
Windel voll hat.«

Warum uns etwas stinkt

Am nächsten Morgen beim Frühstück. Wir sitzen in vertrauter Runde zusammen, lassen uns Brötchen, Müsli und Obst schmecken und plaudern mehr oder minder angeregt über dieses und jenes. Ich bin zu der frühen Stunde regelmäßig der Wortkargste, ja, sagen wir es ehrlich, der Muffligste. Denn erstens würde ich zu Hause niemals um diese unchristliche Zeit aufstehen, und zweitens verdirbt mir die Aussicht auf mehrere Stunden übler Schinderei total die Laune. Deshalb bekomme ich auch nur mit Mühe ein halbes Brötchen runter, mehr nicht. Meine Tischgenossen kennen das und stellen keine Fragen.

»Es ging doch gestern Abend um Erinnerungen«, sagt Malia nachdenklich, während sie sich einen Toast dick mit Schafskäse belegt. »Hat einer von euch Marcel Prousts Roman *Auf der Suche nach der verlorenen Zeit* gelesen?«

Alle schütteln wir den Kopf.

»Muss ein ganz schöner Wälzer sein«, sagt Doris und rückt ihre Brille zurecht. »Über fünftausend Seiten, glaube ich. Aber warum fragst du?«

»Weil es darin eine berühmte Szene gibt, in der die Hauptperson ein französisches Gebäck namens Madeleine verspeist und dabei ganz plötzlich von Erinnerungen an ihre längst vergangene Kindheit geradezu übermannt wird.«

»Der berühmte ›Proust-Effekt‹«, schaltet sich Ralf ein. »Tatsächlich löst nicht das, was wir sehen, und auch nicht das, was wir hören, in uns die intensivsten Erinnerungen wach, sondern das, was wir schmecken und ganz besonders das, was wir riechen. Das haben zahlreiche Untersuchungen übereinstimmend bestätigt. Und dafür gibt es auch eine einleuchtende Begründung: Denn im Gegensatz zu den anderen Sinnesreizen wird ein Geruch im Gehirn unmittelbar zum limbischen System geleitet, dem Zentrum unserer Emotionen. Dass ein bestimmter Duft in uns stärkere Gefühle wachruft als das, was wir sehen oder hören, liegt wohl auch an unserer urzeitlichen Vergangenheit. Denn für unsere Vorfahren war der Geruch vermutlich der wichtigste aller Sinne. Er warnte sie vor Feuer und verdorbenem Essen und hatte mit Sicherheit einen großen Einfluss auf die Partnerwahl. Was heute übrigens noch ganz genauso gilt. Auch bei uns modernen Menschen spielt die Frage, ob wir jemanden riechen können, eine ganz entscheidende Rolle bei der Entstehung von Sympathie und Antipathie. Auch wenn wir uns dessen normalerweise nicht bewusst sind.«

»Davon habe ich schon mehrfach gehört«, sagt Malia. »Und dazu im Fernsehen sogar schon mal einen Versuch gesehen, bei denen Frauen an getragenen T-Shirts diverser Männer schnüffeln und dann sagen sollten, welchen der Herren sie gerne näher kennenlernen wollten und welchen nicht. Wohlgemerkt, ohne auch nur einen davon zu Gesicht bekommen zu haben.«

»Wir glauben zwar immer«, übernimmt Ralf wieder, »dass unser Riechvermögen eher bescheiden ist. Doch das ist es nur im Vergleich mit dem bestimmter Tiere. Dass zum Beispiel Hunde eine wesentlich bessere Nase haben als wir, ist hinlänglich bekannt. Weit weniger bekannt ist dagegen, dass auch wir Menschen mehr als eine Billion Gerüche unterscheiden können. In der Fachzeitschrift *Science* habe ich vor noch gar nicht langer Zeit einen ganz erstaunlichen Artikel gelesen. Es ging dabei um ein Experiment, bei dem Wissenschaftler aus bis zu dreißig verschiedenen Grundstoffen Geruchscocktails zusammengemischt haben. Dann veränderten sie die Mixturen in winzigen Details, indem sie einen einzigen Ausgangsstoff durch einen anderen ersetzten. Und siehe da: Hielten sie den Versuchspersonen anschließend eine Probe mit dem Original- und eine mit dem abweichenden Aroma unter die Nase, konnten die allermeisten auf Anhieb identifizieren, welcher Duft welcher war. Wenn man bedenkt, dass unsere Ohren nicht mehr als geschätzte 350 000 Töne und unsere Augen rund 5 Millionen Farben unterscheiden können, wird das überragende Leistungsvermögen unseres Geruchssinnes deutlich.«

»Das sich ja auch die Werbung gezielt zunutze macht«, sagt jetzt Doris, die bislang geschwiegen hat. »Mir hat mal ein Gebrauchtwagenhändler gestanden, dass er Autos, bevor er sie irgendwelchen Interessenten vorführt, nicht nur blitzblank putzt, sondern in ihrem Inneren auch einen exklusiven Neuwagenduft verspritzt. So wie Schuhhandlungen billige Plastikschuhe mit Lederduft aufpeppen.«

»Ja, wir werden oft ganz schön verarscht«, bestätigt Malia. »Aber ich habe zum Thema ›Nase und Gerüche‹ eine ganz andere Frage. Eine, die mir spontan in den Sinn gekommen ist, als ich mir die Frauen mit den müffelnden T-Shirts vorgestellt habe.«

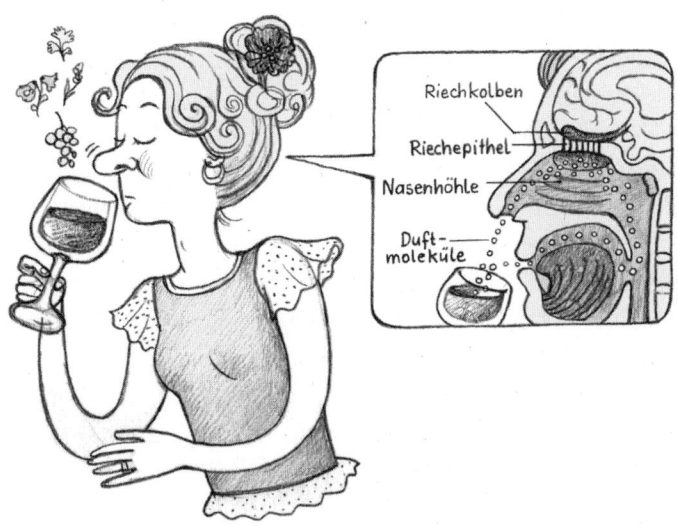

Auch wir Menschen haben eine feine Nase.

»Du meinst, ob das umgekehrt auch funktioniert?«, frage ich. »Ich meine, mit Männern, die an Frauenkleidung schnuppern?«

Doch Malia winkt ab. »Das tut es sicher, davon bin ich überzeugt. Nein, ich würde gerne wissen, warum wir, wenn wir besonders schwache Düfte erkennen oder feine Nuancen unterscheiden wollen, nicht mehr normal einatmen, sondern schnüffeln wie ein Hund.«

»Interessante Frage«, sagt Doris. »Mit der sich, soviel ich weiß, schon mehrere Forscherteams befasst haben. Wer sich auf jeden Fall damit befasst hat, ist eine meiner beiden Abiklassen. Da hat eine Schülerin einen bemerkenswerten Vortrag über ›Unsere erstaunliche Nase‹ gehalten, bei dem selbst ich noch einiges gelernt habe, was mir neu war. Schnüffeln bedeutet ja, die Luft stoßartig einzuziehen – etwa fünf Mal pro Sekunde.

Um rauszufinden, warum man das tut, haben amerikanische Wissenschaftler Mäusen einmal diverse Duftstoffe und ein andermal absolut reine Luft in die Nase geblasen. Dabei lösten die Geruchspartikel genau die Reaktion aus, die die Forscher erwartet hatten: Die Sinneszellen wandelten die chemischen Reize über die Produktion einer Kette von Botenstoffen in elektrische Signale um, die im Gehirn letztlich das Geruchsempfinden erzeugten. Erstaunt waren die Forscher jedoch, als sie registrierten, dass auch die vollkommen duftfreie Luft zur Freisetzung exakt derselben Botenstoffe führte. Das allerdings nur, wenn sie den Mäusen mit einem gewissen Druck in die Nase geblasen wurde. Der rein mechanische Reiz des auf die Riechzellen auftreffenden Luftstroms hatte also eine – wenn auch schwächere – Reaktion zur Folge. Und die war, bis zu einer bestimmten Obergrenze, offenbar umso intensiver, je kräftiger die Luft auftraf. Weitergehende Untersuchungen ergaben dann, dass auch im Riechepithel der menschlichen Nase etwa die Hälfte der Sinneszellen nicht nur auf chemische, sondern auch auf mechanische Reize reagieren.

Demnach ist es offenbar so, dass das wiederholte stoßartige Einziehen von Luft das Riechzentrum im Gehirn gleichsam vorwarnt:

›Pass auf, gleich gibt es etwas Diffiziles zu tun. Streng dich an!‹ Mit anderen Worten: Der Geruchsapparat wird durch die rhythmisch auftreffende Luft in einen erhöhten Aufmerksamkeitslevel versetzt, mit der Folge, dass er reflektorisch die Reizschwelle herabsetzt, ab der eine Empfindung ausgelöst wird. Deshalb können wir, wenn wir schnüffeln, Düfte wahrnehmen, die so schwach sind, dass sie uns bei normalem Durch-die-Nase-Luftholen im Rahmen der Atmung verborgen bleiben würden. Denkt nur an die Weinspezialisten, die durch bloßes Riechen an einem gefüllten Glas selbst feinste Aromen wie Waldbeeren, grüne Äpfel, Vanille oder Pfeffer identifizieren können. Nein, nicht durch Riechen – durch Schnüffeln!«

»Wobei die natürlich viel behaupten können«, werfe ich ein. »Man müsste mal mehrere angebliche Experten denselben Wein beschnuppern lassen. Würde mich interessieren, ob die tatsächlich alle dasselbe riechen.«

»Bis zu einem gewissen Grad sicherlich«, sagt Malia und zwirbelt mal wieder hingebungsvoll ihre schwarzen Locken. »Mein Vater hat gute Beziehungen zu zwei Winzern in der Pfalz. Zu denen fahren wir immer mal wieder, um ein paar Kisten Wein zu kaufen. Es ist wirklich verblüffend, was die aus einem Wein alles rausschnüffeln. Und zwar übereinstimmend. Ist wahrscheinlich neben einer speziellen Begabung sehr viel Übung.«

»Ein anderes Phänomen, über das die Schülerin berichtet hat«, wechselt Doris abrupt das Thema, »ist, dass die meisten Menschen nicht durch beide Nasenlöcher gleichzeitig atmen. Vielmehr schwillt bei ihnen wechselseitig die Schleimhaut der Nasenmuscheln auf der einen und dann wieder auf der anderen Seite an. Dadurch strömt die Luft mal links und mal rechts leichter ein. Wir können das hier gerne mal ausprobieren.« Sie blickt auf ihre Armbanduhr. »So viel Zeit ist gerade noch, dann beginnt die Plackerei. Also haltet euch mal alle das rechte Nasenloch zu und atmet ruhig und gleichmäßig ein und aus. Danach macht ihr dasselbe mit dem linken. Gut so. Und was stellt ihr dabei fest?«

»Ich kriege rechts besser Luft«, verkündet Malia, und ich stimme ihr bei. Ralf dagegen gibt an, ihm falle das Atmen durch das linke Nasenloch leichter.

»Wenn wir den Versuch zu einem anderen Zeitpunkt wiederholen«, erklärt Doris, »ist es vielleicht genau umgekehrt. Eine Nasenhälfte ruht sich nämlich immer gerade aus, während die andere die Arbeit macht. Und das wechselt regelmäßig.«

»In welchen Zeitintervallen?«, will Ralf wissen.

»Das ist individuell unterschiedlich«, antwortet Doris, sichtlich stolz, über unseren Körper auch mal etwas zu wissen, womit sie Ralf beeindrucken kann. »Im Durchschnitt sind es wohl zwei bis drei Stunden. Wobei nur etwa vier von fünf Menschen einen solchen Nasenzyklus aufweisen.« Wieder ein Blick auf die Uhr. »Es gibt dabei noch ein besonders bemerkenswertes Phänomen. Aber davon erzähle ich euch beim Mittagessen, okay? Jetzt heißt es erst mal: Ran an die Geräte!«

»Bei mir Gott sei Dank noch nicht«, sagt Malia mit breitem Lächeln. »Ich hab jetzt erst mal Reizstrombehandlung. Dabei kann man herrlich vor sich hin dösen.«

»Hast du's gut!«, seufze ich. »Bei mir steht als erster Punkt ›Bewegungstraining für Fortgeschrittene‹ auf dem Programm. Dabei war mir die Tortur schon in der Anfängerstufe viel zu anstrengend. Anschließend Massage und ebenfalls Reizstrom, das geht ja beides. Danach dann Krankengymnastik. Da weiß man nie, was auf einen zukommt. Aber das Schlimmste kommt zum Schluss: eine volle Stunde Muckibude! Heute Mittag kann ich Doris bestimmt nicht mehr zuhören. Da bin ich halb tot.«

»Na, so schlimm wird's schon nicht werden«, versucht Ralf, mich zu trösten, und Doris ergänzt: »Schließlich sind wir ja nicht zu unserem Vergnügen hier.«

Beim Mittagessen bin ich dann erstaunlicherweise noch immer am Leben und sogar in der Lage, Doris' Erklärungen zu folgen, während ich den Vorspeisensalat zu mir nehme.

»Ich hatte ja davon gesprochen, dass wir immer nur durch ein Nasenloch atmen«, nimmt sie den Faden vom Frühstück wieder auf. »Jedenfalls tun das die meisten von uns. Aber was vielleicht noch erstaunlicher ist: Wir riechen auch mit beiden Nasenlöchern unterschiedlich. Und zwar vor allem dann, wenn man dem einen Loch einen anderen Geruch anbietet als dem anderen. Normalerweise strömt die Luft mit den darin enthaltenen Duftstoffen ja in beide Nasenlöcher – wenn auch, wie wir gesehen haben, in eines stärker als in das andere – und erreicht in beiden Nasenhälften die Riechschleimhaut. Die von dort ausgehenden Nervenimpulse verrechnet das Gehirn dann zu einem einheitlichen Geruchsempfinden. Als aber Wissenschaftler Versuchsteilnehmern in beide Nasenlöcher zwei völlig unterschiedlich riechende Substanzen gepustet haben, berichteten die Probanden übereinstimmend, jeweils nur einen der beiden Düfte gerochen zu haben, niemals eine Mischung aus beiden. Vermutlich war das immer dasjenige Aroma, das durch das gerade aktive Nasenloch eingeatmet wurde.«

»Das wusste ich jetzt auch noch nicht«, bekennt Ralf. »Mir ist das nur von unseren Augen und Ohren bekannt. Setzt man dem rechten Auge ein völlig anderes Bild vor als dem linken, verschmelzen die beiden nicht etwa zu einer einheitlichen optischen Empfindung, sondern der Betrachter sieht immer nur eines davon. Allenfalls kommt es zu einer mosaikartigen Durchmischung. Man nennt das ›binokulare Rivalität‹. Und bei den Ohren scheint es ähnlich zu sein.«

Nach dem Essen lege ich mich – wie immer – im Ruheraum ein wenig aufs Ohr. Das ist für mich die schönste Zeit des Tages, die nur dadurch getrübt wird, dass ich genau weiß: Die Quälerei ist noch nicht überstanden! Bis zum Abendessen werde ich noch reichlich Schweiß vergießen ...

Doch wie jeder Nachmittag ist auch der heutige irgendwann zu Ende, und ich lasse mir im Klinikcafé genüsslich ein alkoholfreies Bier schmecken. Danach geht's in den Speisesaal, wo wie jeden Abend ein vielseitiges und durchaus schmackhaftes kaltes Buffet auf uns wartet. Und während wir uns das schmecken lassen, erzählen wir uns gegenseitig, wie es uns seit der Mittagsmahlzeit ergangen ist, welche Fortschritte wir gemacht haben und wo es noch hakt.

Malia hat sich Schinkenröllchen mit Spargel geholt, die sie mit sichtlichem Genuss verspeist. Plötzlich hält sie inne, blickt nachdenklich Richtung Decke und fragt:»Weil wir uns doch heute Mittag über Riechen und Gerüche unterhalten haben: Ist das bei euch auch so, dass euer Urin, wenn ihr Spargel gegessen habt, so unangenehm müffelt?«

Während Ralf und ich zustimmend nicken, zieht Doris verständnislos die Augenbrauen hoch. »Ist mir, ehrlich gesagt, noch nie aufgefallen. Obwohl ich ausgesprochen gerne Spargel esse und mein Riechvermögen eigentlich auch nicht schlecht ist. Was meinst du mit müffeln?«

»Na ja, stinkt irgendwie wie verdorbener Kohl. Ziemlich pfui Teufel!«

Ralf streicht sich den Bart. Ein deutliches Zeichen, dass er zu dem Thema etwas sagen möchte. Und prompt legt er los: »Dass Malia und Peter den Gestank nach dem Verzehr von Spargel kennen und du nicht, Doris, zeigt eindeutig, dass das Phänomen nicht bei jedem Menschen auftritt. Tatsächlich scheint nur etwa jeder Zweite davon betroffen zu sein. Und zwar deshalb, weil in seinem Körper ein Enzym vorhanden ist, das einen namensgebenden Bestandteil des Spargels, die sogenannte Asparagusinsäure, in schwefelhaltige Produkte zersetzt. Und wie viele Schwefelverbindungen haben die einen ausgesprochen strengen Geruch. Bei denjenigen unter uns, die das entsprechende Gen nicht besitzen und denen das Enzym deshalb fehlt, findet diese Umwandlung nicht statt. Mit der Folge, dass es bei ihnen auch nicht müffelt.«

»Ist das schlimm?«, fragt Doris besorgt und haucht mal wieder ihre Brillengläser an. »Ich meine, wenn man das Enzym nicht hat? Braucht man das noch für etwas anderes?«

Ralf winkt ab. »Keine Sorge. Das ist nicht mehr als eine Laune der Natur. Aber was besonders originell ist: Es gibt auch Menschen, deren Urin nach einer Spargelmahlzeit zwar deutlich stinkt, die das aber selbst nicht riechen. Das liegt an einer Mutation im Gen eines bestimmten Geruchsrezeptors. Die im Übrigen zur Folge hat, dass die betroffenen Menschen auch andere Düfte nicht wahrnehmen können. Damit kann man aber genauso gut leben wie mit Urin, der nach Spargelgenuss mieft. Zu welcher Gruppe von Menschen man gehört, ist reiner Zufall und hat weiter keine Bedeutung. Das ist so ähnlich wie die Sache mit dem Zungenrollen und dem Ohren-wackeln.«

»Interessant«, kommentiere ich. »Dann kann ich mir ja direkt et-was darauf einbilden, wenn ich mir beim Nach-Spargel-Pinkeln die Nase zuhalten muss. Weil bei mir offensichtlich alle dafür erforderli-chen körperlichen Voraussetzungen gegeben sind.«

»Na ja«, meint Malia. »Das halte ich doch für ein reichlich zwei-felhaftes Privileg. Ich jedenfalls könnte auf den widerlichen Gestank getrost verzichten.«

»Besser, als nach Schweiß zu müffeln«, sagt Doris und zieht dabei die Nase kraus. »Ich habe einen Schüler, der eigentlich einen durch-aus gepflegten Eindruck macht. Damit ist es aber sofort vorbei, sobald man dem Burschen näher kommt. Sein penetranter Schweißgeruch ist echt widerlich.«

»Dabei riecht Schweiß erst mal grundsätzlich nach nichts«, er-klärt Ralf. »Und dabei würde es auch bleiben, gäbe es auf unserer Haut nicht jede Menge – an sich vollkommen harmloser – Bakterien, die sich mit Vorliebe von Bestandteilen unserer Ausscheidungen er-nähren. Die nehmen den Schweiß mit Begeisterung in sich auf, ver-werten ihn und geben am Ende wie jedes Lebewesen natürlich auch wieder etwas von sich. Und das stinkt! Das schlimmste Abfallprodukt ist Buttersäure. Die riecht grauenvoll und dazu noch dermaßen inten-siv, dass schon minimale Spuren üble Ausdünstungen erzeugen. Die umwehen den schwitzenden Menschen dann wie eine Wolke und lassen sämtliche Personen in seiner Umgebung angewidert die Nase rümpfen.«

»Siehste«, werfe ich ein, »und gerade das verstehe ich nicht. Warum riechen solche Stinker nicht selbst, dass sie derart müffeln?«

»Das ist im Grunde dasselbe wie mit dem Geruch von Knoblauch«, beantwortet Ralf meine Frage. »Nachdem wir den gegessen haben, strömen wir den Mief mit dem Schweiß über jede Körperpore aus. Dass wir das selbst nicht riechen, liegt daran, dass der Geruchssinn einer ist, der sich bei längerer Reizeinflutung immer mehr abschwächt. Ihr wart doch sicher alle schon mal im Raubtierhaus eines Zoos. Wenn man da reinkommt, haut es einen schier um, so sehr stinkt es. Doch wenn man erst mal eine Weile drin ist, bemerkt man den Geruch kaum noch und wundert sich, dass sich Besucher, die neu reinkommen, angewidert die Nase zuhalten. Ja, und der Knoblauchgeruch umwabert eben genauso wie der von Schweiß permanent unsere Nase. Kein Wunder also, dass wir ihn schon bald nicht mehr wahrnehmen.«

»Das stimmt«, pflichtet Doris ihm bei. »Das geht ja sogar so weit, dass uns der Knoblauchmief auch bei anderen nicht auffällt, wenn wir selbst welchen gegessen haben. Ich hatte früher mal einen Freund, der war geradezu ein Knoblauchfetischist. Und dazu fatalerweise noch ein begeisterter Hobbykoch. Ihr glaubt gar nicht, wozu man Knoblauchzehen alles verwenden kann. Das war bei dem noch schlimmer als bei Martina und Moritz im Fernsehen. Und ihr müsst zugeben, das will schon was heißen. Ich glaube, nur bei Süßspeisen hat er auf die Zugabe von Knoblauch verzichtet. Das war wohl auch der Grund, warum er mich nur höchst selten mit einem Dessert verwöhnt hat. Fakt ist jedenfalls, dass ich mit ihm nur zusammenleben und vor allem Sex haben konnte, wenn ich auch selbst reichlich Knoblauch konsumiert hatte. Nur dann haben wir uns nämlich gegenseitig mit unserem Gemüffel übertrumpft und den Gestank des jeweils anderen nicht mehr wahrgenommen.«

»Lecker«, kommentiert Malia mit säuerlichem Grinsen, um danach aber gleich wieder ernst zu werden: »Wenn wir schon bei diesem ekligen Thema sind, traue ich mir, noch eine Schippe draufzulegen. Warum stinken eigentlich manche Fürze so fies, während andere vollkommen geruchlos sind?«

Ralf lächelt wissend. »Um das zu klären, müssen wir, ob wir wollen oder nicht, zuerst einmal klären, was ein Furz überhaupt ist beziehungsweise wie er entsteht.« Er sieht uns einen nach dem anderen fragend an. »Aber damit warten wir wohl besser, bis alle mit dem Essen fertig sind.«

»Mir ist inzwischen ohnehin schon der Appetit vergangen«, bekenne ich. »Ich bin in derlei Dingen ein ziemliches Weichei.«

Doris lacht. »Wie mein Mann. Der war schon früher nicht in der Lage, unsere Tochter zu wickeln, und wenn er irgendwo Blut sieht, wird ihm auch heute noch übel. Ist mir unbegreiflich, so was. Aber zum Glück macht mir das alles nichts aus. Als Schülerin habe ich in den Ferien öfter in einem Altenheim gearbeitet. Da musste ich einigen Insassen regelmäßig den verschissenen Hintern auswischen. Ist alles nichts weiter als Gewohnheit. Und wie steht es mit dir, Malia? Immerhin warst es ja du, die das unappetitliche Thema angeschnitten hat.«

»Ich bin in derlei Dingen auch nicht heikel. Ich habe früher zwar nicht im Altenheim, dafür aber öfter bei einem Tierarzt gearbeitet und dem bei so mancher Kälbergeburt geholfen. Das härtet auch ganz schön ab.«

Inzwischen isst niemand mehr, und Ralf ergreift wieder das Wort: »Dann wollen wir mal! Peter, du kannst dich ja ausklinken, wenn es dich zu sehr ekelt. Also, wie entsteht ein Furz? Oder anders ausgedrückt: Warum drängt es uns von Zeit zu Zeit, einen knattern zu lassen? Dazu muss man wissen, dass das, was den peinlichen Druck auslöst, im Grunde nichts anderes ist als Luft, die wir beim Essen und Trinken – vor allem, wenn wir das übertrieben hastig erledigt haben – mitgeschluckt und nicht gleich wieder ausgerülpst haben. Dazu kommen Gase, die im Darm als Produkt der Verdauung entstehen. Zu einem großen Teil diffundiert das Gemisch durch die Darmwand ins Blut und wird darin zur Lunge befördert, von wo wir es ins Freie pusten.«

Er sieht uns breit grinsend an. »Das habt ihr nicht erwartet, oder? Ich meine, dass wir den größten Teil unserer Darmgase einfach abatmen? Ist aber so. Haben wir nun aber etwas gegessen, das bei der Verdauung viel mehr Gas produziert, als das Blut abtransportieren kann, bekommen wir Blähungen. Besonders ausgeprägt ist das nach einer Mahlzeit mit reichlich Hülsenfrüchten wie Bohnen und Erbsen oder diversen Krautarten. Ihr wisst ja: ›Jedes Böhnchen ein Tönchen‹. Aber auch bei einer tief greifenden Umstellung der Ernährung, etwa auf ballaststoffreiche Vollwertkost, kann vorübergehend eine ganze Menge Gas entstehen. Und das verursacht früher oder später das bekannte Druckgefühl, das uns zwingt, einen fahren zu lassen. Das Ganze ist also völlig normal und führt dazu, dass ein gesunder Mensch jeden Tag im Durchschnitt etwas mehr als einen halben Liter Luft ablässt. In der Regel in etwa fünfzehn Portionen zu je 40 Milliliter. Allerdings schwankt die Menge ganz erheblich. Bei einer vor allem aus Bohnen bestehenden Nahrung kann sie leicht das Zehnfache erreichen.«

»Und warum stinkt das manchmal so fürchterlich?«, kommt Malia auf ihre ursprüngliche Frage zurück.

»Das lässt sich leicht erklären«, sagt Ralf betont sachlich. »Genauso wie die Tatsache, dass nicht jeder Darmwind laut ist. Wobei die Geräuschlosigkeit zwar einerseits beruhigend ist, andererseits aber auch die Gefahr birgt, dass wir uns gründlich täuschen. Denn – auch das kennt ihr sicher alle – gerade wenn wir fest davon überzeugt sind,

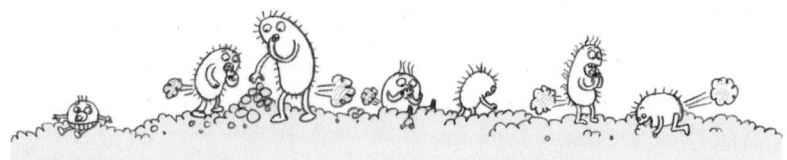

dass niemand etwas merken wird, wenn wir dem peinlichen Druck klammheimlich nachgeben, ist das Risiko, eine laut knatternde Wolke üblen Gestanks auszustoßen, besonders groß.

Fakt ist, dass das Gas, das sich im Darm ansammelt, grundsätzlich erst mal nach gar nichts riecht, besteht es doch größtenteils aus Wasserstoff, Kohlendioxid und Methan und damit aus vollkommen geruchlosen Zutaten. Das spezielle Aroma fügen erst Bakterien hinzu, die beim eifrigen Zersetzen bestimmter Nahrungsbestandteile übel riechende Produkte erzeugen: unter anderem Indol, Skatol und Mercaptane und ganz besonders Schwefelwasserstoff, der ja bekanntlich faulen Eiern ihr ganz spezielles Aroma verleiht. So komisch es klingt, aber wenn Pupse stinken, ist das ein gutes Zeichen, beweist es doch, dass unsere Darmbakterien zuverlässig ihre Arbeit verrichten, sprich: dass unser Verdauungssystem einwandfrei funktioniert. Und das verräterische Brummen? Na ja, das entsteht, wenn das unter Druck stehende Gas mit einiger Wucht über den Darmausgang entweicht und dabei die umgebenden zarten Hautläppchen in Schwingungen versetzt – vergleichbar mit einem Luftballon, aus dem man ruckartig die Luft rauslässt.«

»Wobei das besonders laut wird, wenn man den Lufteinfüllstutzen fest auseinanderzieht«, ergänzt Malia. Dabei erhebt sie sich auffallend vorsichtig und grinst verschämt in die Runde. »Dann gehe ich jetzt mal lieber kein Risiko ein und begebe mich aufs Klo. Sicher ist sicher.«

Warum es keinen feinen Gaumen gibt

Nach dem Abendessen freue ich mich, wie jeden Tag, auf ein, zwei kühle Bierchen. Leider gibt es hier in der Klinik nur alkoholfreies, aber das ist immerhin besser als nichts. Malia begleitet mich ins Café, und als ich dort eine Viertelstunde später von der Toilette zurückkomme, haben sich auch Ralf und Helga zu uns gesellt. Wir plaudern eine Weile über dieses und jenes, Helga erzählt von ihrem Pudel Ricky und ich von meinem Jagdhund, einem Großen Münsterländer namens Bronco: dass der ein wirklich lammfrommes Tier ist, der mir aufs Wort gehorcht und sich von jedem Kind streicheln und am Fell zupfen lässt. Aber auch, dass sich in seinem Kopf ein Schalter umlegt und er zu einer wilden Bestie wird, sobald er einen Hasen oder eine Katze sieht.

Als das Gespräch eine Weile stockt, räuspert sich Malia und wendet sich Ralf zu: »Wir haben doch heute beim Abendessen über das fehlende Enzym zur Umwandlung dieser komischen Spargelsäure in miefige Endprodukte gesprochen«, sagt sie. »Da hast du gemeint, das sei so ähnlich wie die Sache mit dem Zungenrollen und dem Ohrenwackeln. Das mit dem Zungenrollen habe ich schon mal gehört und weiß, dass es Leute gibt, die das, genetisch bedingt, können, und andere, die dazu nicht in der Lage sind. Aber wie ...?«

»Entschuldige, dass ich dich nicht ausreden lasse«, unterbricht Ralf sie, »aber so einfach ist die Sache nicht. Das mit der genetischen Ursache des Zungenrollens ist nämlich nur ein Teil der Wahrheit. Vor allem bei Kindern hat man beobachtet, dass Roller irgendwann zu Nichtrollern werden können und umgekehrt. Sogar bei eineiigen Zwillingen, über deren Unterschiede wir ja schon gesprochen haben, kommt es vor, dass der eine die Zunge rollen kann, der andere aber nicht. Neben genetischen Ursachen scheinen demnach auch Umwelteinflüsse und vor allem Lernen und Üben eine maßgebliche Rolle zu spielen. Insofern war das, was ich beim Abendessen gesagt habe, nicht ganz korrekt. Aber ich habe dich unterbrochen. Was wolltest du sagen?«

»Mir ging es mehr um das Ohrenwackeln. Weiß man, warum manche Menschen dazu in der Lage sind? Ich kann mir nämlich nicht vorstellen, dass ihnen das irgendwie nützt.«

»Tut es auch nicht. Bei Menschen, die – meist sowieso kaum erkennbar – mit den Ohren wackeln können, sind noch Muskeln funktionsfähig, die wir zwar alle besitzen, aber schon seit langer Zeit nicht mehr benutzen. Die ermöglichten es unseren steinzeitlichen Vorfahren, ihre Ohrmuscheln in alle Himmelsrichtungen zu drehen. Schließlich waren sie ja, wenn sie bei der Jagd Erfolg haben wollten, darauf angewiesen, Geräusche möglichst präzise zu orten. Man kennt das von vielen wild lebenden Tieren – etwa von Rehen, Hirschen, Hasen und Füchsen. Deren Ohren sind pausenlos in Bewegung, um eine mögliche Gefahr rechtzeitig wahrzunehmen und gegebenenfalls sofort zu flüchten. Denjenigen unter uns, die dazu auch heute noch fähig sind, bringt das Gewackele aber schon lange keinen Vorteil mehr. Außer dem vielleicht, dass sie damit in fröhlicher Gesellschaft angeben oder zumindest für Heiterkeit sorgen können.«

Ralf greift zu einer Zeitschrift, die jemand auf dem Nachbartisch hat liegen lassen, und beginnt, gedankenverloren darin zu blättern. Plötzlich ziehen sich seine Augenbrauen zusammen. »Immer wieder der gleiche Blödsinn.«

»Was ist denn?«, erkundige ich mich.

Er hält mir eine Doppelseite mit Werbung vors Gesicht. Offensichtlich von einem Reiseveranstalter. »Schau dir mal das Dickgedruckte ganz oben an.«

›Urlaub für den Gaumen‹, lese ich. ›Die besten Ziele für Feinschmecker‹. »Na und? Was ist damit?«

»Warte mal«, antwortet Ralf. »Ich suche noch ein bestimmtes Wort. Steht bestimmt hier irgendwo drin.« Er beginnt, die Anzeige Wort für Wort durchzulesen. Dann lacht er kurz auf. »Na, wusste ich's doch!«

»Ich kapier echt nicht, worum's geht«, bekenne ich. »Welches Wort hat es dir denn so angetan?«

»Hier!« Er deutet auf die Textzeile zu einem Bild mit einem pompösen Berghotel. »›Die Menüs der exquisiten Küche sind allesamt ein wahrer Gaumenschmaus‹.«

Ich habe noch immer keine Ahnung, worauf er hinauswill, und Malia und Helga zeigen schulterzuckend an, dass es ihnen ebenso geht.

»›Gaumenschmaus‹ ist totaler Humbug«, erklärt Ralf jetzt. »Das ist genauso falsch wie die Redewendung, jemand habe einen feinen Gaumen. Denn wir schmecken nicht mit dem Gaumen, sondern mit der Zunge. Auf der sitzen die Sinneszellen, die die unterschiedlichen Geschmacksqualitäten registrieren und an das Gehirn melden. Am Gaumen finden sich diese Zellen allenfalls derart vereinzelt, dass sie beim Schmecken keine Rolle spielen.«

»Komisch«, sage ich, »dass man dann stur von ›Gaumenschmaus‹ und nicht von ›Zungenschmaus‹ spricht. Aber sei's drum. Mir wäre das jedenfalls nicht aufgefallen. Wie viele Geschmäcker können wir beziehungsweise kann unsere Zunge eigentlich unterscheiden?«

Ralf streicht sich mal wieder ausgiebig den Bart, dann erläutert er: »Sehr, sehr viele. Aber Wissenschaftler gehen davon aus, dass es nur fünf Grundgeschmäcker gibt, aus denen sich alle anderen zusammensetzen.«

»Und das sind?«

»Süß, sauer, bitter, salzig und umami.«

»Und was?«

»Umami. Das Wort kommt aus dem Japanischen und bedeutet in etwa so viel wie ›würzig‹ oder ›fleischig‹. Erzeugt wird das spezielle Aroma von gerade mal zwei Aminosäuren. Aber das führt zu weit.«

»Was ich immer wieder erstaunlich finde«, sagt Helga, »ist, dass bei uns Menschen die geschmacklichen Vorlieben und Abneigungen so verschieden sind. Das, was dem einen ausgesprochen mundet, findet ein anderer total abstoßend. Ich persönlich esse praktisch alles, nur vor gekochtem Fisch graut es mir. Schon wenn ich an das weiße, schwabbelige Fleisch und den davon ausgehenden Geruch denke, wird mir übel.«

Ich nicke verständnisvoll. »Geht mir ähnlich. Doch es gibt etwas, was ich noch viel weniger mag, ja was ich nicht mal unter Androhung von Strafe runterkriegen würde. Und das ist Geflügel jeder Art.«

»Das gibt's doch nicht!«, ruft Malia aus und zwirbelt dabei hingebungsvoll eine schwarze Locke. »Mir läuft allein schon beim Gedanken an ein knuspriges Brathähnchen das Wasser im Mund zusammen. Ist doch so was von lecker!«

»Gibt's eben doch«, beharre ich. »Wenn auch die Abneigung gegen jede Art von Federvieh wirklich äußerst selten zu sein scheint. Deshalb passiert es mir auch immer wieder, dass man mir ungefragt etwas vorsetzt, das zumindest zum Teil aus Huhn, Gans oder Ente besteht. Ich erinnere mich mit Grausen an den 50. Geburtstag eines Freundes.

Da gab es ein ansonsten wirklich exquisites Menü, das für mich nur ein entscheidendes Manko hatte: Als Vorspeise servierte man uns Geflügelsalat mit Mandarinen. Normalerweise halte ich mir, wenn ich etwas Ekliges, zum Beispiel ein Medikament, runterschlucken muss, einfach die Nase zu, dann ist das Ganze erträglich. Aber das konnte ich ja bei der Geburtstagsfeier inmitten der vielen Gäste nicht gut bringen.«

»Und wie hast du dir dann geholfen?«, fragt Helga kichernd.

»Ich hab so getan, als würde ich betont langsam und genussvoll essen, und hab den Teller dann möglichst unauffällig mit dem meiner Frau vertauscht. Die kennt ja meine Aversion und hat ihre Vorspeise entsprechend schnell runtergeschlungen. Ich glaube nicht, dass irgendjemand was gemerkt hat.«

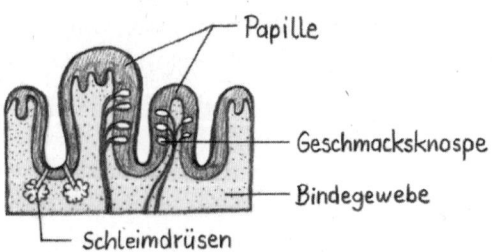

Aufbau der Zungenschleimhaut

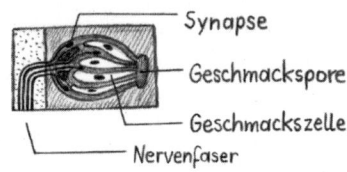

Aufbau einer Geschmacksknospe

»Das mit dem Nase-Zuhalten mache ich auch, wenn ich mir unbedingt etwas einverleiben muss, was mir absolut gar nicht schmeckt«, sagt Malia. »Obwohl ich, ehrlich gesagt, nicht genau weiß, warum das funktioniert. Ich weiß nur, dass man, wenn man wegen einer Erkältung eine verstopfte Nase hat, fast gar nichts mehr schmeckt. Aber wieso?«

»Das lässt sich leicht erklären«, schaltet sich Ralf ein. »Des Rätsels Lösung liegt im engen Zusammenhang zwischen Geschmacks- und Geruchssinn, der sich aus unserer Anatomie ergibt. Denn im Rachen, der sich hinten an die Mundhöhle anschließt, laufen Nahrungs- und Luftwege zusammen. Dort steigt der von den Speisen abgegebene Duft wie bei einem Kamin in die Nase hoch und erreicht zusammen mit den von außen eingesogenen Substanzen die Riechschleimhaut. Von dort leiten Nervenbahnen die Empfindungen in Form elektrischer Signale ins Gehirn, wo sie mit den Impulsen verrechnet werden, die von den Geschmackszellen der Zunge eingehen. Die entsprechenden Gehirnzentren erzeugen also stets eine Kombination aus Schmeck- und Riechwahrnehmung, die wir allerdings nicht trennen können, sondern als einheitliche Empfindung wahrnehmen.«

»Klingt logisch«, sage ich. »Aber weil du gerade so schön beim Erklären bist – vielleicht kannst du mir auch sagen, warum ein bitterer Geschmack, etwa wenn man versehentlich auf eine Tablette gebissen hat, so lange im Mund bleibt, während ich mich nicht erinnern kann, jemals einen länger anhaltenden süßen Nachgeschmack erlebt zu haben?«

»Darf *ich*?«, ruft Malia aus. »Genau darüber haben wir nämlich mal während meiner PTA-Ausbildung gesprochen. Das liegt am speziellen Aufbau der Sinneszellen, die unserem Gehirn die Geschmacksempfindung ›bitter‹ melden. Die sitzen nämlich in Form knospenförmiger Erhebungen ganz hinten auf der Zunge und sind jeweils ringsum von einer flachen Furche umgeben. Darin bleiben die Geschmacksstoffe so lange haften, bis sie von sogenannten Spüldrüsen wieder weggeschwemmt werden. Solange das nicht passiert, geht der eklige Bittergeschmack nicht weg. Weil aber die Geschmacksknospen, mit denen wir süß schmecken – die sitzen größtenteils an der Zungenspitze –, keine derartigen Gräben besitzen, verschwindet die Süßempfindung wesentlich schneller als die bittere. Einen längeren süßen Nachgeschmack, so erfreulich er auch wäre, gibt es deshalb leider nicht.«

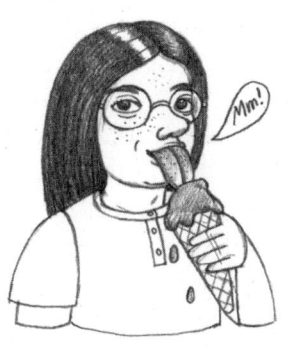

»Alle Achtung!«, loben Ralf und ich wie aus einem Mund. »Wenn du dir alles so gut einprägst, was du zu lernen hast, musst du dir wegen deines Abiturs keine Gedanken machen. Und auch nicht wegen des geplanten Studiums.«

»Wenn's nur schon so weit wäre!«, seufzt Malia. »Der Scheißunfall hat mich mindestens ein Jahr zurückgeworfen.«

»Auch das geht vorbei«, versucht Ralf, sie zu trösten. »Sei froh, dass du gute Chancen hast, wieder vollständig gesund zu werden. Da spielt das eine Jahr wirklich keine große Rolle.«

Malia nickt. »Du hast ja recht. Aber manchmal kotzt mich alles total an.«

»Kann ich echt gut verstehen.« Ralf steht von seinem Stuhl auf und legt Malia eine Hand auf die Schulter. »Aber wenn du dich grämst, wird's auch nicht besser. Ich weiß, das sagt sich leicht. Stimmt aber. Ich gehe jetzt in den Aufenthaltsraum. Vielleicht kommt was Interessantes in der Glotze.«

»Ich begleite dich«, sage ich, woraufhin sich auch Malia und Helga erheben und sich uns anschließen.

Schon aus einiger Entfernung können wir den Fernseher hören. Und als wir den Raum betreten, plärrt uns ein Gemisch aus Sprache und Musik entgegen, mit dem man locker die heimische Stadthalle beschallen könnte. Sind halt doch alle mehr oder minder schwerhörig, die Senioren hier, denke ich. Und als ich mich umblicke, erkenne ich, wer dem Fernseher am nächsten sitzt: Werner. Da wundert mich nichts mehr.

Doch dann vernehme ich durch das Getöse Geräusche, die so klingen, als hätten etliche der Zuschauer Schnupfen. Andauernd zieht jemand die Nase hoch. Doch ein Blick auf den Bildschirm belehrt mich eines Besseren: Dort liegen sich gerade ein Mann und eine Frau in den Armen und schluchzen vor Glück. Und genau das macht ihnen ein Großteil der gebannt auf die Szenerie starrenden Klinikinsassen und vor allem der Insassinnen nach. Sie schniefen lautstark, wischen sich wieder und wieder die Augen und haben Taschentücher vor den Nasen. Eigentlich komisch, denke ich. Warum tun die das?

Auf meine Nachfrage gibt mir Ralf Auskunft, wobei wir allerdings vor die Tür gehen müssen, um uns gegenseitig verstehen zu können: »Was die Zuschauer da immer wieder geräuschvoll hochziehen, sind nichts anderes als Tränen. Sprich: Sie weinen. Wenn auch nicht so stark, dass ihnen das Wasser über die Augenlider schwappt und die Wangen runterkullert. Auf alle Fälle produzieren sie deutlich mehr Augenflüssigkeit, als zur Befeuchtung und Versorgung der Augenhornhaut nötig wäre. Die besitzt nämlich selbst keine Blutgefäße und ist daher auf die äußere Zufuhr von Nährstoffen angewiesen. Die Flüssigkeit stammt aus zwei bohnengroßen Drüsen, von denen je eine dem linken und rechten Auge innerhalb der Augenhöhle seitlich oben aufliegt. Sobald die Hornhaut trocken zu werden droht, erfolgt eine Meldung an ein spezielles Gehirnzentrum, und das löst umgehend den sogenannten Tränensekretionsreflex aus. Dann klappt das Oberlid in einer raschen, wischenden Bewegung nach unten und befeuchtet das Auge mit einer winzigen Portion der besagten Flüssigkeit. Anschließend läuft diese über zwei seitliche Kanäle in die Nasenhöhle ab, doch wegen der äußerst geringen Menge bekommen wir davon normalerweise nichts mit.

Wenn wir nun aber traurig sind, wenn uns etwas wehtut, wenn uns heftige Wut übermannt, aber auch, wenn uns rührselig zumute ist, kurbeln Impulse des vegetativen Nervensystems die Produktion der Tränenflüssigkeit weit über das Normalmaß hinaus an, mit der Folge, dass sie uns in einem stetigen Strom über die Augen und gleich darauf in die Nase fließt. Das fühlt sich für uns ähnlich an wie ein Schnupfen. Und wenn wir nicht wollen, dass die Nase tropft, bleiben uns nur zwei Möglichkeiten: Entweder wir wischen unser Riechorgan alle paar Minuten mit einem Tuch ab, oder wir ziehen die Tränenflüssigkeit kraftvoll hoch. Was natürlich mit einer ziemlichen Geräuschentwicklung verbunden ist. Damit saugen wir das Nasensekret in den Rachen, wo wir es dann runterschlucken.

Das Schniefen ist also eine Vorstufe des Weinens, bei der gerade so viele Tränen produziert werden, dass sie uns zwar noch nicht über den Augenrand quellen, aber – durch Hochziehen – schon aktiv aus der Nase befördert werden müssen, damit sie nicht heraustropfen. Erstaunlicherweise wird besagter Tränensekretionsreflex aber nicht nur durch unangenehme oder emotionale Empfindungen ausgelöst, sondern auch, wenn wir so vergnügt sind, dass wir vor lauter Lachen kaum noch Luft bekommen. Auch dann laufen uns, ohne dass wir daran etwas ändern können, die Tränen in Strömen über das Gesicht. Kein Wunder daher, dass ein Mensch im Lauf seines Lebens durchschnittlich etwa fünfzig Liter Flüssigkeit weint. Das ist immerhin so viel, dass man damit einmal ausgiebig duschen könnte.«

Inzwischen scheint der rührselige Film zu Ende zu sein und jemand den Apparat ausgeschaltet zu haben. Im Aufenthaltsraum herrscht wieder wohltuende Ruhe. Ralf, Malia, Helga und ich lassen uns um einen runden Tisch nieder, jeder holt aus dem Kühlschrank etwas zu trinken, und wir prosten uns mit Mineralwasser, Orangensaft und Zitronenlimo zu.

»Peter und ich haben uns gerade über das Weinen und speziell über das Schniefen bei ergreifenden Filmszenen unterhalten«, berichtet Ralf der Runde. »Dem möchte ich noch etwas hinzufügen. Tränen sind nämlich nicht gleich Tränen. Vielmehr unterscheiden sie sich, je nach Anlass, deutlich voneinander. Und zwar sowohl hinsichtlich ihres kristallinen Aufbaus als auch ihrer chemischen Zusammensetzung. Deshalb können Experten mittels einer mikroskopischen Untersuchung ziemlich genau den Anlass des Tränenflusses ermitteln. In Angsttränen etwa lassen sich Substanzen nachweisen, die der Körper in Stresssituationen produziert, während Zwiebeltränen viel mehr Wasser enthalten. In emotionalen Tränen finden sich deutlich mehr Proteine als in Reflextränen, und Tränen der Rührung enthalten charakteristische Hormone.« Ralf blickt uns der Reihe nach an wie ein Lehrer, der sich überzeugen will, dass seine Schüler auch alle gut aufpassen. »Ist doch bemerkenswert, oder?«

Wir nicken eifrig, dann meldet sich Helga zu Wort: »Du hast gerade von der lästigen Heulerei beim Zwiebelschneiden gesprochen. Warum kommen uns dabei eigentlich die Tränen? Schließlich tun wir beim Verarbeiten von Brokkoli, Karotten oder Blumenkohl doch auch nicht weinen.«

»Ich habe auch eine Frage«, sage ich. »Allerdings weniger zum Weinen an sich als vielmehr zum Hochziehen der Nase, von dem du gesprochen hast. Ist das eigentlich sehr schädlich?«

Ralf macht eine abwehrende Handbewegung. »Eines nach dem anderen. Fangen wir mit den Zwiebeln an. Wenn wir die zerkleinern, zerstören wir zwangsläufig eine Menge Zellwände, die vorher bestimmte Inhaltsstoffe voneinander getrennt haben. Die reagieren nun miteinander, und dabei entstehen unter Mithilfe bestimmter Enzyme gasförmige Produkte. Die entweichen sofort in die Luft und gelangen, ohne dass wir viel dagegen tun können, auch in unsere Augen, die sie massiv reizen. Dagegen wehren sich die Augen, indem sie umgehend die Produktion von Tränenflüssigkeit ankurbeln, um damit das lästige Zeug so schnell wie möglich wieder rauszuspülen.«

»Und kann man dagegen etwas tun?«, fragt Malia und wendet sich dabei Helga zu. »Da hast du als ehemalige Hauswirtschaftslehrerin doch sicher den einen oder anderen Trick auf Lager, oder?«

»Na ja«, antwortet Helga mit einem verschmitzten Lächeln. »Zumindest eine Methode kenne ich, die garantiert hilft.«

Malia beugt sich interessiert vor. »Und die wäre?«

»Eine Taucherbrille aufsetzen. Die tut zuverlässig abdichten.« Aus dem Lächeln wird ein bellendes Lachen.

»Ach Helga«, seufzt Malia und verdreht dabei die Augen. »Verarschen kann ich mich wirklich selbst.«

»Also, dann ernsthaft. Was helfen soll, ist, die Zwiebeln vorher eine Weile in den Kühlschrank zu legen. Ich habe allerdings keine Ahnung, warum.«

»Weil die Kälte die Enzyme inaktiviert«, kommt eine Stimme von der Seite. Das ist Doris, die sich vor wenigen Minuten zu uns gesetzt hat. »Dann können die Inhaltsstoffe der Zwiebel nicht mehr miteinander reagieren. Ich behelfe mich aber noch anders: Ich schneide die Zwiebel in einer größeren Schüssel unter Wasser. Dann entweichen die Reizgase nicht in die Luft und gelangen folglich auch nicht in meine Augen.«

»Klingt beides einleuchtend«, kommentiere ich. »Ich denke, damit haben wir Helgas Frage erledigt. Und können somit zu meiner kommen: Ist es ungesund, bei Schnupfen den Rotz hochzuziehen? Immerhin befördert man ihn damit ja in den Körper rein statt aus ihm raus, oder?«

»Das stimmt so nicht ganz«, sagt Ralf, sich den Bart streichend. »Denn überleg mal, wo der Rotz hingelangt, wenn du ihn hochziehst.«

»Auf alle Fälle nicht nach außen.«

»Nicht sofort, da hast du recht. Zuerst beförderst du ihn aus der Nasenhöhle in den Rachen. Und dann?«

»Schluck ich ihn runter?«

»Ganz genau. Was, selbst wenn er von Keimen wimmelt, kein Problem ist, da die im sauren Magensaft allesamt abgetötet werden. Danach nehmen sie den Weg alles Geschluckten und werden am Ende über den Darm ausgeschieden.«

»Scheint mir ziemlich umständlich«, werfe ich ein. »Beim Schnäuzen fliegt der Dreck doch auf einem viel direkteren Weg aus dem Körper.«

Ralf schüttelt den Kopf. »So einfach ist das nicht. Denn dabei entsteht ein ganz erheblicher Druck, und der birgt das Risiko, dass ein Teil des mit Bakterien versetzten Schleims in die Nasennebenhöhlen, speziell in die Kieferhöhle, gepresst wird. Das ist bei einmaligem Schnäuzen sicher nicht weiter schlimm. Aber im Lauf eines veritablen Schnupfens bläst man ja ständig Rotz in ein Taschentuch. Und jedes Mal nimmt ein kleiner Teil den falschen Weg. Das läppert sich. Am Ende hast du dann zusätzlich zu deinem Schnupfen auch noch eine eitrige Nebenhöhlenentzündung. Wobei es sogar noch schlimmer kommen kann. Dann nämlich, wenn ein Teil des Schleims über die Ohrtrompete über den Rachen ins Mittelohr gelangt. Dann hast du am Ende eine schmerzhafte Mittelohrentzündung. Das passiert zwar relativ selten, kommt aber durchaus vor.«

»Na ja«, gebe ich zu bedenken. »Das mag ja alles sein. Aber man kann doch in Gesellschaft anderer nicht einfach geräuschvoll die Nase hochziehen. Das ist für die doch wirklich eklig.«

»Genau das ist das Problem«, stimmt Ralf zu. »Deshalb machst du das besser nur, wenn du allein bist. Und wenn andere um dich rum sind, schnäuzt du dich eben mit möglichst wenig Druck. Das musst du dann zwar öfter machen, aber dafür riskierst du keine Komplikationen. Was übrigens das Niesen angeht: Das ist vollkommen ungefährlich, weil dabei ein viel niedrigerer Druck erzeugt wird.«

Die drei Frauen haben schweigend zugehört. Jetzt meldet sich Doris zu Wort: »Gut zu wissen. Dann werde ich in Zukunft in der Schule niemanden mehr rüffeln, weil er geräuschvoll die Nase hochzieht.«

»Na ja«, meint Malia. »Ich gehe ja zurzeit aufs Abendgymnasium, bin also auch Schülerin. Mich würde es schon massiv stören, wenn jemand in meiner Klasse während des Unterrichts ein solches Spektakel veranstalten würde. Schließlich ist es bestimmt auch besser, bei Blähungen immer mal wieder einen fahren zu lassen, als den Drang mit Gewalt zu unterdrücken. Und trotzdem kneife ich lieber meine Pobacken zusammen.«

»Ich denke«, sagt Ralf, »dem ist nichts hinzuzufügen. Deshalb gehe ich jetzt pennen.«

Damit erhebt er sich, wünscht uns allen eine gute Nacht und ist gleich darauf zur Tür hinaus.

Warum rote Autos lauter sind als graue

Beim Frühstück in vertrauter Runde am nächsten Morgen komme ich noch mal auf unsere Unterhaltung vom Vorabend zurück: »Du hast doch gestern von der Ohrtrompete gesprochen, Ralf. Den Ausdruck habe ich, glaube ich, schon mal gehört. Hat das Teil nicht irgendwas mit dem Druckausgleich im Ohr zu tun? Ich habe im Bett noch eine ganze Weile darüber nachgedacht. Aber ich krieg's nicht auf die Reihe. Kannst du mir kurz auf die Sprünge helfen?«

Ralf nickt. »Ja, stimmt. Ohrtrompete ist die volkstümliche Bezeichnung für die Eustachi-Röhre und hat mit einer Trompete nicht das Geringste zu tun. In Wirklichkeit ist sie nichts weiter als eine Verbindung zwischen Nasen-Rachen-Raum und Mittelohr. Und das mit dem Druckausgleich ist vollkommen richtig. Das Mittelohr ist nämlich ein abgeschlossener Raum, in dem die berühmten Gehörknöchelchen Hammer, Amboss und Steigbügel die vom Trommelfell aufgefangenen Schallwellen Richtung Innenohr und damit zum eigentlichen Hörorgan weiterleiten. Das Trommelfell kann aber nur einwandfrei schwingen, wenn auf seinen beiden Seiten derselbe Druck herrscht. Wenn wir nun zum Beispiel mit einem Flugzeug in die Höhe steigen, nimmt der äußere Druck ab. Die Folge ist, dass der innere Druck das Trommelfell nach außen wölbt. Das tut nicht nur weh, sondern bewirkt schlimmstenfalls, dass wir nichts mehr hören. Und da kommt nun die Eustachi-Röhre ins Spiel. Denn über die kann der Überdruck im Ohr Richtung Rachen entweichen, und alles ist wieder im Lot. Das funktioniert natürlich umgekehrt genauso. Beim Sinkflug drückt der zunehmende Luftdruck das Trommelfell nach innen.

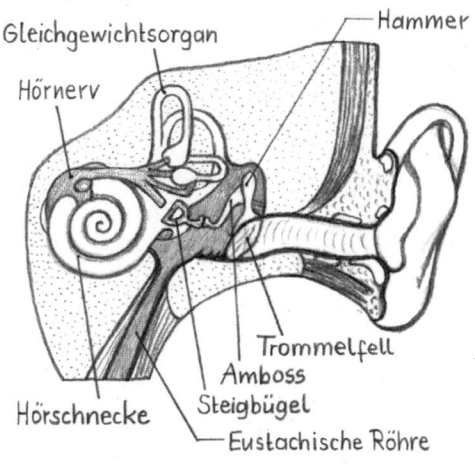

Aufbau des Ohres

Dann fließt über die Röhre Luft aus dem Rachen nach, und der Druckausgleich ist wiederhergestellt. Den Vorgang kann man beschleunigen, indem man sich die Nase zuhält und, je nachdem, entweder Luft reinbläst oder raussaugt. Oft genügt es auch schon, wenn man bloß schluckt oder gähnt. Dann kann man den Druckausgleich meist regelrecht hören.«

»Das kenn ich«, sagt Malia. »Das macht dann jedes Mal deutlich klick.«

»Genau«, bestätigt Ralf. »Besagte Röhre ist übrigens auch der Grund dafür, dass viele Leute, wenn sie etwas Leises besser hören wollen, den Mund weit aufreißen.«

Ich spüre, wie ich die Stirn krausziehe. »Wie das? Das hat doch unter normalen Bedingungen nichts mit dem Ausgleich irgendwelcher Drücke zu tun, oder?«

»Nein, das nicht. Aber was machen wir ganz automatisch, wenn wir Leises besonders gut hören wollen? Wir halten die Handflächen hinter beide Ohren. Damit vergrößern wir gewissermaßen unsere Ohrmuscheln und helfen ihnen so dabei, möglichst viele Schallwellen aufzufangen. Wenn wir dazu auch noch den Mund weit aufmachen, bildet die Ohrtrompete eine Art Trichter, über den, allerdings diesmal unter Umgehung des Gehörgangs, ebenfalls Druckwellen ins Mittelohr gelangen. Die verbessern die Hörwahrnehmung tatsächlich erheblich.«

Er macht eine kurze Pause, dann fährt er fort: »Weil ich gerade so schön über das Hören doziere: Es gibt etwas, was wir auch mit zugehaltenen Ohren bestens hören, weil wir dazu nämlich weder einen Gehörgang noch ein Trommelfell brauchen. Hat jemand eine Ahnung, was das sein könnte?«

»Nicht die Spur«, sagen Malia und ich im Chor.

Doch Doris lächelt wissend: »Unsere eigene Stimme?«

»Exakt. Weil wir die eben nur zum kleinen Teil über Ohrmuscheln und Trommelfell, sondern hauptsächlich per Knochenleitung, das heißt über die Schädelknochen als übertragendes Medium, hören. Auf diese Weise gelangen die Schallwellen direkt ins Innenohr und lösen dort die Hörwahrnehmung aus.«

»Das ist ja auch der Grund«, ergänzt Doris, »warum wir unsere eigene Stimme ganz anders wahrnehmen, als sie für andere klingt. Oder warum sie uns so fremd vorkommt, wenn jemand sie über ein Mikrofon aufnimmt und wir sie dann wieder hören. Das kennt ihr doch sicher auch alle, oder?«

Ich nicke zustimmend, und Malia erklärt: »Ich spreche manchmal einen schwierigen Lernstoff übers Mikrofon ein und brenne das Ganze dann auf CD. Wenn ich die abhöre, erkenne ich mich selbst kaum wieder. Wobei das natürlich Gewohnheitssache ist. Mittlerweile fällt mir der Unterschied zu meiner Stimme, wie ich sie sonst höre, kaum noch auf.«

»Bei dir als Frau ist der Effekt auch längst nicht so ausgeprägt wie bei einem Mann. Weil nämlich die Knochenleitung hohe Töne weitaus weniger verfälscht als tiefe. Das hat zur Folge, dass wir unsere eigene Stimme höher wahrnehmen, als sie tatsächlich ist. Deswegen haben vor allem Männer Probleme, sich selbst auf einer Aufnahme wiederzuerkennen. Und das umso mehr, je tiefer ihre Stimme ist.«

»Aha«, sagt Malia. »Wie stark die Abweichung der aufgenommenen Stimme von derjenigen ist, die man von sich hört, kann man ja nur selbst beurteilen. Das ist ja ein ganz und gar subjektives Empfinden, das man keinem anderen vermitteln kann. Wäre bestimmt ganz interessant, mal mit den Ohren eines anderen zu hören.«

»Fest steht«, schaltet sich Doris ein, »dass es nicht nur optische, sondern auch akustische Täuschungen gibt. Ich meine, dass das, was wir zu hören glauben, nicht immer objektiv richtig ist.« Sie zieht die Augenbrauen zusammen und denkt offenbar intensiv nach. Dann sagt sie: »Ich habe darüber erst vor Kurzem einen interessanten Artikel gelesen. Und mir ist gerade auch wieder eingefallen, wo. In einem wissenschaftlichen Monatsmagazin nämlich, das ich abonniert habe. Moment, ich bin gleich wieder da.« Damit schiebt sie ihren Stuhl zurück, steht auf und verlässt den Speisesaal.

Wenige Minuten später ist sie wieder zurück, mit einer Zeitschrift in der Hand wedelnd. »Wollt ihr den Text mal hören?«

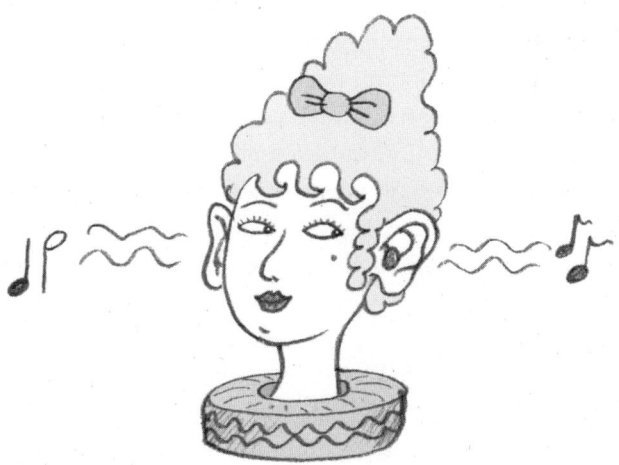

Wir nicken zustimmend, und Doris beginnt, mit gedämpfter Stimme zu lesen: »Forscher der Universität Duisburg-Essen haben einen aufschlussreichen Versuch unternommen: Sie ließen an 250 Versuchspersonen nacheinander sieben vollkommen baugleiche Autos, die sich lediglich farblich unterschieden, mit exakt demselben Tempo vorbeifahren, und forderten die Teilnehmer auf, Angaben zu deren Geräuschentwicklung zu machen. Dabei stellte sich heraus, dass die Probanden grell lackierte Fahrzeuge, speziell knallrote, als deutlich lauter empfanden als etwa weiße oder silbergraue.

Dazu passt eine Studie von Wissenschaftlern der Technischen Universität München, die Versuchspersonen über Kopfhörer das Geräusch eines vorbeidonnernden Güterzuges vorspielten und ihnen dazu unterschiedliche Bilder zeigten. Auch dabei empfanden die Probanden das Eisenbahngeräusch je nach begleitendem Bild sehr unterschiedlich: Sahen sie zum Beispiel eine Fabrik, in der Arbeiter an riesigen metallenen Maschinen hantierten, kam ihnen der vorbeifahrende Zug wesentlich lauter vor als etwa beim Betrachten eines reifbedeckten Baumes inmitten einer verschneiten Winterlandschaft.

Um zu verstehen, woran das liegt, müssen wir uns bewusst machen, dass wir nicht mit den Augen sehen, nicht mit der Nase riechen und eben auch nicht mit den Ohren hören. Vielmehr nehmen diese Sinnesorgane die von außen kommenden Reize nur auf und leiten sie ans Gehirn weiter. Dort erfolgt die eigentliche Empfindung. Weil das so ist, kann ein Mensch, der einen Schlaganfall erlitten hat, bei dem das Sehzentrum im Gehirn zerstört wurde, absolut nichts mehr sehen, obwohl seine Augen vollkommen intakt sind. Für Nase und Ohren gilt entsprechend dasselbe. Außerdem hängt unsere Wahrnehmung stark von begleitenden Sinneseindrücken und Erinnerungen ab. So nimmt etwa ein Popmusikfan die dröhnenden Bässe einer Heavy-Metal-Band wesentlich weniger laut wahr als jemand, der derlei Klänge verabscheut.

Womit wir wieder bei den Autos wären. Offensichtlich verknüpft unser Gehirn grellbunte Autos erheblich stärker mit den Begriffen

›sportlich‹, ›dynamisch‹ und eben auch ›laut‹ als etwa unauffällig blaugraue. Nicht ohne Grund sprechen wir von ›schreienden‹ Farben. Nun könnte man einwenden, das Ganze sei doch nur eine Täuschung, da die unterschiedlich lackierten Fahrzeuge ja in Wirklichkeit alle dasselbe Geräusch produzierten. Die Probanden empfänden die Unterschiede also nur subjektiv unterschiedlich. Doch das ist so nicht richtig. Denn da unser Gehirn eben sämtliche eingehenden Sinneseindrücke bewertet, mit anderen abgleicht und verrechnet, da es also die unterschiedlichen Hör, Seh-, Riech- und Tastempfindungen sowie die mit ihnen verbundenen Erinnerungen zu einem komplexen Gesamteindruck verknüpft, hören wir rote Autos tatsächlich lauter als andersfarbige.

Der Autoindustrie ist dieser Effekt schon lange bekannt. Nicht ohne Grund präsentiert sie PS-starke Sportwagen besonders gern in leuchtendem Gelb oder knalligem Rot. Oder können Sie sich einen mausgrauen Ferrari vorstellen?«

»Ich jedenfalls nicht«, kommentiert Ralf. »Da sieht man mal wieder, wie wenig wir uns auf unsere Sinne und das, was wir mit ihnen wahrzunehmen glauben, verlassen können.«

»Für die Polizei ist das echt ein Problem«, sage ich. »Weil mehrere Zeugen eines Verbrechens das Geschehen ganz unterschiedlich erleben können. Entsprechend weichen ihre Aussagen oft erheblich voneinander ab. Und wenn zwischen Beobachtung und Aussage auch noch längere Zeit vergeht, spielen die nachlassende Erinnerung und das, was die Zeugen mittlerweile unbewusst mit dem Erlebten verknüpft haben, eine besonders große Rolle.«

Ralf nickt mir bestätigend zu. »Wie sehr sich unser Gehirn bei der Interpretation nicht zusammenpassender Sinneseindrücke in die Irre führen lässt, beweist ein geradezu klassischer Versuch, den Wissenschaftler vor einigen Jahren mit freiwilligen Probanden durchgeführt haben. Sagt euch der Begriff ›Marmorhand‹ etwas?«

Während Malia und ich synchron die Köpfe schütteln, murmelt Doris kaum verständlich: »Ich glaub, ich hab schon mal davon gehört, weiß aber nicht mehr, worum's dabei geht.«

»Wie gesagt um ein höchst verblüffendes Experiment beziehungsweise ein Experiment mit höchst verblüffendem Resultat. Alle medizinischen und wissenschaftlichen Zeitschriften haben es ausführlich beschrieben, und auch in der Tagespresse wurde darüber berichtet.«

»Jetzt mach's nicht so spannend«, fordere ich ihn auf, zur Sache zu kommen.

»Die Wissenschaftler haben Versuchspersonen gebeten, ihre rechte Hand vor sich auf den Tisch zu legen. Dann haben sie mit einem Hammer leicht darauf geklopft. Die Probanden sahen also genau, wie der Hammer jedes Mal ihre Hand traf und spürten natürlich auch den sanften Schlag. Doch dabei hörten sie nicht das natürliche Geräusch des Werkzeugs auf ihrer Haut, sondern – über Kopfhörer – den splitternden Krach eines Hammers, der mit Wucht auf Marmor trifft. Und das hatte einen verblüffenden Effekt. Die Teilnehmer gaben übereinstimmend an, schon nach wenigen Minuten hätte sich ihre Hand härter, steifer, schwerer und viel weniger empfindlich angefühlt. Bis sie schließlich das Gefühl hatten, ihre Hand sei aus Marmor. Und diesen subjektiven Eindruck konnten die Wissenschaftler sogar objektiv bestätigen, indem sie mittels Elektroden den Hautwiderstand vor und nach dem Versuch maßen. Der hatte sich nämlich deutlich verändert.«

Ralf blickt uns eine Weile nachdenklich an. »Nach der Sache mit den verschiedenfarbigen und damit unterschiedlich lauten Autos könnt ihr sicher erklären, worauf der Marmorhand-Effekt beruht.«

»Ich denke schon«, sagt Malia. »Unser Gehirn ist immerzu bemüht, aus den von den Sinnesorganen eingehenden Meldungen ein logisches, stimmiges Bild zu erzeugen. Darüber haben wir ja schon ausführlich bei den optischen Täuschungen gesprochen. Sogar wenn sich, wie in besagtem Versuch, die Informationen von Seh- und Hörsinn komplett widersprechen, gibt es nicht auf, sondern versucht verzweifelt, sie irgendwie miteinander in Einklang zu bringen. Habe ich recht?«

Ralf nickt ihr aufmunternd zu: »Weiter.«

»Na ja, offensichtlich kommt es dabei zu dem Schluss, dass die Hand wohl aus Stein bestehen muss, und gaukelt das den Probanden vor.«

»Perfekt erklärt«, lobt Ralf. »Das Verblüffende an der Sache ist, dass das Gehirn jede Menge Informationen gespeichert hat, mit denen es neue Erfahrungen permanent abgleicht. Und dabei müsste es eigentlich, sagen wir ruhig, stutzig werden und den Versuchspersonen melden, dass da irgendetwas nicht stimmen kann. Aber dafür ist es offensichtlich zu harmoniebedürftig oder vielleicht auch zu ehrgeizig. Bevor es zugibt, dass es mit den gelieferten Meldungen nichts anfangen kann, konstruiert es lieber ein Szenario, das sämtlichen bisherigen Erfahrungen widerspricht, und wirft dabei selbst Grundüberzeugungen wie die, dass wir nun mal aus Fleisch und Knochen bestehen, gnadenlos über den Haufen. Fazit: Wir können uns auf das, was wir empfinden, nur sehr bedingt verlassen.«

Wieder macht Ralf eine längere Pause, bevor er fortfährt: »Hinzu kommt, dass unser Körper Tricks beherrscht, um starke äußere Reize zu dämpfen. Das dient zwar primär unserem Schutz, kann aber Sinneseindrücke auch ganz schön verfälschen. So ziehen sich in unseren Augen bei grellem Lichteinfall automatisch die Pupillen zusammen, sodass uns das, was wir sehen, dunkler erscheint. Und einen vergleichbaren Mechanismus gibt es auch bei den Ohren.«

»Ehrlich?«, fragt Malia. »Unsere Ohren sorgen bei zu viel Lärm ganz von allein für Ruhe?«

Ralf macht eine abwehrende Handbewegung. »Für völlige Ruhe natürlich nicht. Aber immerhin dafür, dass wir laute Geräusche gedämpft wahrnehmen.«

»Und wie funktioniert das? Dass von einer Sekunde auf die andere mehr Ohrenschmalz den Gehörgang verstopft, kann ja wohl nicht sein, oder?«

Ralf lächelt mild. »Nein, das sicher nicht. Bis zum Trommelfell gelangen die Schallwellen noch völlig unbeeinflusst. Kann ja auch gar nicht anders sein. Dessen Schwingungen werden anschließend durch die drei Mittelohr-Gehörknöchelchen – von denen haben wir ja schon beim Druckausgleich gesprochen – verstärkt und Richtung Innenohr weitergeleitet. Wird es nun aber vor dem Trommelfell zu laut, wobei die Schwelle bei etwa 75 Dezibel liegt ...«

»Entschuldige die Unterbrechung«, schalte ich mich ein. »Aber unter dem Wert kann ich mir absolut gar nichts vorstellen.«

»75 Dezibel entsprechen etwa lautem Straßenlärm. Das heißt, der Dämpfungsmechanismus spricht schon relativ früh an. Dann zieht ein winziger Muskel reflexartig am Steigbügel, verschiebt ihn ein wenig und hemmt so seine Beweglichkeit. Dadurch wird nicht mehr der gesamte Schalldruck Richtung Innenohr weitergeleitet, vielmehr wird ein Teil vom Trommelfell nach außen reflektiert. Mit der Folge, dass wir das auslösende Geräusch deutlich leiser wahrnehmen. Bemerkenswert ist dabei, dass es ausreicht, wenn der Schallreiz eines der beiden Ohren erreicht. Das löst den beschriebenen Reflex nämlich automatisch auch am anderen Ohr aus.«

Doris blickt auf die Uhr. »Wird Zeit, dass wir in die Gänge kommen, Freunde. Unsere Therapeuten warten nicht gerne. Ich putze mir nur noch schnell die Zähne, dann kann's in Gottes Namen losgehen.«

»Es könnte mit euch so schön sein hier«, seufze ich, »wenn nur die blöden Anwendungen nicht wären.«

»Da ist was dran«, höre ich plötzlich Helgas Stimme neben mir. »Ich muss mich zu der Quälerei auch jedes Mal überwinden. Aber wir müssen ja wohl alle zugeben, dass die Sache was bringen tut.«

Als ich den langen Gang zu meinem Zimmer entlanghumple, um mir vor der ersten Trainingseinheit auch noch die Zähne zu putzen, schlurft ein älterer Mann vor mir her. Werner. Er hält sich ein Handy ans Ohr, in das er pausenlos hineinspricht. Nein, er spricht nicht, er schreit! Denkt er vielleicht, weil er selbst schwerhörig ist, wären das alle anderen auch? Oder ist bei ihm der gerade besprochene Mechanismus, der die Wahrnehmung der eigenen Stimme dämpft, überaktiv? Ich weiß es nicht. Am liebsten würde ich ihm sagen, dass er auf das Handy getrost verzichten kann, da ihn sein Gesprächspartner, so wie er brüllt, auch ohne prima hört. Aber dann unterlasse ich die abgeschmackte Bemerkung lieber und wundere mich stattdessen darüber, warum Werner beim Sprechen pausenlos mit dem freien Arm gestikuliert, als stünde er seinem Telefonpartner von Angesicht zu Angesicht gegenüber – dabei kann der sein Gezappel doch überhaupt nicht sehen. Ich werde – wen sonst? – Ralf fragen. Vielleicht weiß der Genaueres.

Ralf sehe ich allerdings erst drei Stunden später wieder, bei einer kurzen Pause im Aufenthaltsraum vor dem Mittagessen. Auf meine Frage zu den eigentlich doch überflüssigen Gesten beim Telefonieren meint er, darüber habe er sich auch schon öfter Gedanken gemacht und vor gar nicht langer Zeit einen ihm gut bekannten Psychologen befragt. Der habe eine Untersuchung erwähnt, der zufolge wir mit den gesprächsbegleitenden Arm- und Handbewegungen in erster Linie gar nicht unserem Gegenüber, sondern vor allem uns selbst gedanklich auf die Sprünge helfen wollten. Britische Wissenschaftler hätten Versuchspersonen aufgefordert, zu Bildern möglichst spontan passende Begriffe zu finden. Und dabei habe sich herausgestellt, dass diejenigen Teilnehmer, die dabei nach Herzenslust mit den Armen herumwedeln durften, deutlich schneller waren als andere, die ihre Hände still vor der Brust verschränken mussten. Offenbar lösten die Bewegungen in unserem Gehirn zielgerichtete Denkvorgänge aus oder erleichterten zumindest deren Entstehung. Dafür spreche auch, dass wir die Hände – freilich völlig unbewusst – umso intensiver einsetzten, je schwieriger das Thema sei, über das wir reden. Was dabei jedoch genau in unserem Denkorgan ablaufe, sei bis heute weitgehend unklar.

»Tut irgendwie gut zu erfahren, dass Wissenschaftler auch mal auf dem Schlauch stehen«, sage ich.

»Na ja«, erwidert Ralf. »›Auf dem Schlauch stehen‹ ist vielleicht ein zu hartes Urteil. Fest steht jedenfalls, dass es in Bezug auf unseren Körper bei allem wissenschaftlichen Fortschritt noch jede Menge Fragen gibt, die auf eine Antwort warten. Und mit jeder, die gelöst ist, tun sich wieder neue auf. Und das wird wohl ewig so weitergehen.«

Er blickt auf seine Uhr, und gleich darauf erscheint ein Strahlen auf seinem Gesicht. »Das Mittagessen ruft. Mensch, hab ich einen Kohldampf.«

Warum man sich bei Eiseskälte auszieht

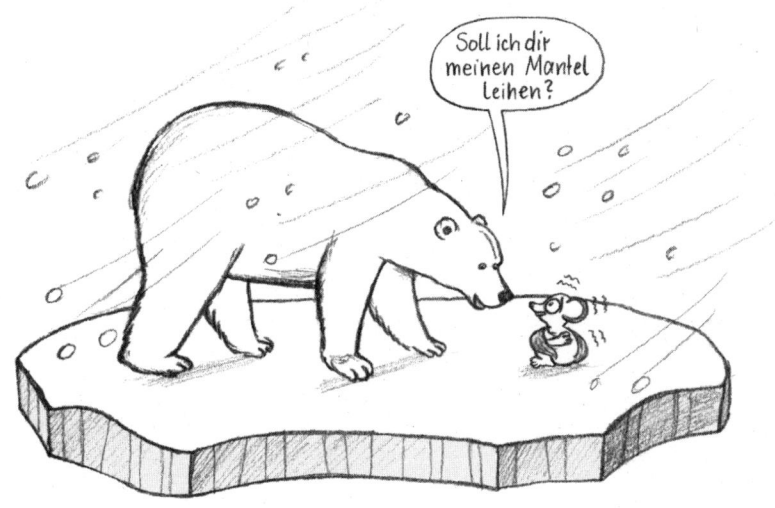

Gleich darauf setzen wir uns an unseren Tisch, wo Malia schon fröhlich vor sich hin kaut.

»Hallo, ihr zwei«, begrüßt sie uns grinsend und fügt, nachdem sie eine Weile suchend umhergeblickt hat, hinzu: »Wo ist Doris?«

Ich zucke mit den Schultern. »Keine Ahnung. Telefoniert vielleicht mit ihrer Tochter. Tut sie ja gern um diese Zeit. Sie wird sicher bald kommen.«

Doch dann dauert es noch fast zehn Minuten, bis Doris endlich erscheint. »Verdammt!«, flucht sie. »Mich hat gerade eine Wespe in den Hals gestochen.«

»Wie das?«, frage ich. »Hier drin gibt's die Viecher doch gar nicht. Zumindest habe ich in der Klinik noch nie eine Wespe gesehen.«

»Ich habe im Park auf einer Bank mit meiner Tochter telefoniert. Das mache ich öfter vor dem Mittagessen. Und danach habe ich mich zurückgelehnt und ein bisschen die Augen geschlossen. Dabei muss ich eingeschlafen sein. Aufgeweckt hat mich dann etwas, das über meinen Hals krabbelte. Schlaftrunken, wie ich war, habe ich das einfach mit der Hand wegwischen wollen. Doch dann habe ich den Stich gespürt und die Übeltäterin gesehen. Dass der Bereich jetzt ein bisschen geschwollen ist, würde mich überhaupt nicht stören. Schlimm ist nur, dass das so fies juckt.« Dabei kratzt sie sich ausgiebig am Hals.

»Da hast du Glück im Unglück, weil neben dir eine PTA am Tisch sitzt«, verkündet Malia. »Ich hol dir schnell was zum Draufschmieren. Dann wird's gleich besser.« Damit ist sie auch schon weg.

Als sie wiederkommt, drückt sie Doris eine Tube in die Hand. »Das müsste eigentlich helfen. Und versuch, möglichst nicht zu kratzen!«

»Woher kommt eigentlich das blöde Jucken?«, frage ich in die Runde.

Es ist Doris selbst, die antwortet. Während sie an ihrem Hals sorgfältig ein Stück Salbe verreibt, erklärt sie: »Das liegt an einer Substanz namens Histamin. Die wird im Körper bei allergischen Reaktionen ausgeschüttet, und eben auch, wenn wir etwa eine Brennnessel anfassen oder wenn uns eine Mücke sticht. Ausgelöst wird die Histaminfreisetzung durch einen Giftstoff, den die blöde Wespe mit ihrem Speichel ins Gewebe spritzt. Den kennt unser Immunsystem natürlich nicht und geht deshalb rigoros dagegen vor. Allerdings mit sehr zweifelhaftem Erfolg.

Für eine Mücke hat das Histamin nämlich einen entscheidenden Vorteil: Es lässt die feinen Adern unserer Haut anschwellen, was ihr das Blutsaugen erheblich erleichtert. Ob auch eine Wespe davon profitiert, weiß ich nicht. Der Juckreiz, den das Histamin auslöst, ist jedenfalls nicht mehr als ein unerfreulicher Nebeneffekt, der uns allerdings enorm piesackt und dazu zwingt, ständig an der Einstich-stelle zu kratzen.«

»Was man aber, wie gesagt, besser lassen sollte«, wirft Malia ein und fährt sich dabei durch ihre schwarzen Wuschelhaare. »Weil sich die Stelle dadurch entzünden und schlimmstenfalls sogar vernarben kann. Gerade am Hals sieht das alles andere als schön aus. Besser ist, den Einstich zu kühlen und eben mit einer speziellen Heilsalbe zu behandeln.«

»Das ist ja alles gut und schön«, sage ich. »Aber wer hat schon immer so eine Salbe bei sich? Ich jedenfalls nicht. Da bleibt mir dann halt nichts anderes übrig, als zu kratzen. Was ja auch, da werdet ihr mir recht geben, hilft.«

»Ja«, bestätigt Ralf, »weil wir uns damit einen leichten Schmerz zufügen. Und da der stärker ist als der Juckreiz, überdeckt er diesen. Mit der Folge, dass wir das Jucken nicht mehr wahrnehmen. Einen originellen Nebeneffekt hat das Kratzen übrigens: Es ist ansteckend. Genauer gesagt: Der komplette Juckreiz ist über das Kratzen ansteckend. Kaum kratzt sich in einer Gesellschaft jemand, juckt es auch etliche andere. Der Effekt ist Studien zufolge sogar noch ausgeprägter als beim Gähnen. Worauf er allerdings genau beruht, weiß man bislang noch nicht. Denn anders als beim Gähnen, bei dem, wie ihr euch vielleicht erinnert, die Spiegelneuronen die entscheidende Rolle spielen, sind es keinesfalls besonders mitfühlende Menschen, die sich vom Anblick sich kratzender Menschen anstecken lassen und sofort selbst einen Juckreiz verspüren, sondern eher solche mit neurotizistischen Persönlichkeitsmerkmalen.«

»Neuroti... was?«, frage ich. »Oder meinst du vielleicht ›neurotisch‹?«

»Entschuldigung.« Ralf lächelt mich schuldbewusst an. »Das ist nicht ganz dasselbe. Unter Neurotizismus versteht man in der Psychiatrie nämlich nicht nur eine seelische Störung, die möglicherweise vorübergehend, in jedem Fall aber behandelbar ist wie die Neurose, sondern eine fundamentale Charaktereigenschaft bestimmter Menschen. Die zeichnen sich durch permanente Nervosität aus, sind reizbar, launisch, unsicher und ständig unzufrieden. Und haben vor jedem Mist Angst. Warum es aber gerade solche bedauernswerten Geschöpfe besonders leicht juckt, wenn sie jemand anderem beim Kratzen zusehen, können Psychologen bis heute nicht zufriedenstellend erklären.«

»Fakt ist«, fasst Doris zusammen, »dass das Kratzen gegen einen Juckreiz, und nicht nur gegen einen mückenstichbedingten, eine höchst wirksame Maßnahme ist. Das ist so ähnlich wie ...« Sie hält abrupt inne und fragt Malia: »Was tust du ganz automatisch, wenn du dir den Kopf angeschlagen hast?«

»Ich rufe laut ›Aua!‹«

»Ja, das vielleicht auch. Aber was machst du, um den Schmerz zu lindern?«

»Ich reibe die schmerzende Stelle mit der Hand.«

»Und das hilft?«

»Auf alle Fälle. Ich habe allerdings keine Ahnung, warum.«

»Vielleicht kann Ralf uns weiterhelfen?«

Der lächelt geschmeichelt. »Kann er. Wenn wir uns wo anstoßen, schlagen in Sekundenbruchteilen Sensoren in der Haut Alarm und schicken ein entsprechendes Signal zum Gehirn. Das geschieht über zwei Arten von Nervenfasern: Besonders schnelle lösen den bekannten heftigen Anfangsschmerz aus, der uns reflexartig zu einer Reaktion zwingt. Davon war ja schon die Rede, als wir uns über das Berühren einer heißen Herdplatte unterhalten haben. Gleichzeitig wird das Schmerzsignal über langsamere Fasern ans Gehirn gemeldet und löst dort eine eher dumpfe, nachklingende Schmerzempfindung aus. Über dieselben, eher trägen Nerven erreichen auch die durch das Reiben erzeugten Streichelsignale das Gehirn. Und blockieren dort wirksam den Schmerzreiz.

Studien zu diesem Thema haben übrigens ergeben, dass das Schmerz-Wegreiben am besten funktioniert, wenn der Verletzte selbst Hand anlegt. Warum das so ist, ist unklar. Wie man überhaupt sagen muss ...« – er blickt uns einen nach dem anderen ernst an –

»... dass Erklärungsversuche wie dieser in der Regel nur von einzelnen Forschergruppen publiziert werden. Ob sie tatsächlich zutreffen, möchte ich daher in vielen Fällen eher bezweifeln. Dass das nicht schaden kann, beweisen unzählige Studienergebnisse, die früher oder später durch neuere Erkenntnisse revidiert werden mussten. Denkt nur an die von vielen Menschen mit großer Begeisterung zur Kenntnis genommene italienische Untersuchung, wonach Alkohol in Maßen gesund sein soll. Die ist inzwischen auch längst widerlegt worden. Eine gewisse Portion Skepsis kann also beim Lesen derartiger Aufsätze nie schaden.«

Wie es Doris geht und ob ihr Hals noch immer juckt, kann ich sie erst fragen, als sich unsere Gruppe vor dem Abendessen in der Bibliothek zu einem kleinen Plausch trifft. Wir sind gerade allein und können uns unterhalten, ohne andere Patienten zu stören. Plötzlich öffnet sich die Tür, und Werner tritt ein.

»Darf ich mich zu euch setzen?«, fragt er höflich und stellt, als Doris ihm mit einladender Geste einen Platz anbietet, beim Hinsetzen ein kleines, weißes Säckchen vor sich auf den Tisch.

»Weil ihr euch doch so gern mit körperlichen Phänomenen beschäftigt«, flüstert er geheimnisvoll. »Da will ich auch mal etwas Verblüffendes beitragen. Wer hat Lust, Versuchsperson zu sein?«

»Muss man da was Anstrengendes machen?«, erkundige ich mich vorsichtshalber.

»Nein, überhaupt nicht. Du kannst sitzen bleiben und sollst lediglich etwas erfühlen.«

»Okay«, sage ich, »dann bin ich dabei.«

»Ich auch«, schließt sich Malia an.

Daraufhin zieht Werner zwei Schals aus seinem Säckchen und verbindet uns die Augen. Danach kann ich nur noch hören, was geschieht. Offenbar legt er irgendetwas vor uns auf den Tisch.

»Malia fängt an«, bestimmt er kurzerhand und fährt fort: »Ich habe vor dir zwei Platten auf dem Tisch platziert. Ich lege jetzt auf jede davon eine deiner Hände, und du sollst mir sagen, welche Platte aus Holz und welche aus Metall ist.«

»Wie soll ich das denn anstellen?«, höre ich gleich darauf Malia fragen. »Die sind beide vollkommen glatt und fühlen sich absolut gleich an.«

»Abwarten«, höre ich Werner sagen, und nach etwa einer Minute gespannten Schweigens erklärt Malia plötzlich: »Jetzt ist es einfach. Rechts ist Metall und links Holz.«

»Bevor ich dir sage, ob das richtig ist, lassen wir mal Peter probieren.«

Ich höre, wie er sich auf dem Tisch zu schaffen macht, dann nimmt er meine Hände und legt eine davon rechts und die andere links auf eine vielleicht buchgroße Platte. Wie Malia gesagt hat, fühlen die sich vollkommen identisch an. Keine Ahnung, wie ich rauskriegen soll, welche welche ist. Doch dann, nachdem ich eine Weile gespannt gewartet habe, wird meine linke Hand plötzlich merklich kälter, während die rechte sich praktisch unverändert anfühlt.

»Links Metall«, sage ich, überzeugt, recht zu haben, »und rechts Holz.«

»Beide volle Punktzahl«, verkündet Werner und nimmt uns den Augenverband ab. »Woran habt ihr das erkannt?«

»An der unterschiedlichen Temperatur«, antwortet Malia, hingebungsvoll eine Locke zwirbelnd. »Metall leitet die Wärme der Hand schnell ab, sodass sie kälter wird. Bei Holz ist das nicht der Fall.«

»Das liegt an den freien, will heißen beweglichen Elektronen«, erklärt Doris, ganz Chemielehrerin. »Metall enthält die in rauen Mengen, und die leiten die Wärme von der Hand weg. In Holz dagegen gibt es die praktisch nicht, mit der Folge, dass die Hand ihre Temperatur weitgehend behält. Wobei die Leitfähigkeit von Holzsorte zu Holzsorte zwar ein bisschen verschieden ist, aber niemals auch nur annähernd den Wert von Metall erreicht.«

Nachdem sie sich mit einem Rundblick überzeugt hat, dass wir ihr gespannt lauschen, fährt sie fort: »Unser Temperaturempfinden ist ohnehin alles andere als zuverlässig. Ich mache dazu mit meinen Schülern immer einen Versuch, der sie jedes Mal schwer beeindruckt: Ich fordere sie auf, die rechte Hand eine Weile in heißes und die linke in eiskaltes Wasser zu tauchen. Wenn sie anschließend beide in lauwarmes Wasser halten, empfindet die rechte das Wasser als kalt, die linke dagegen als warm.«

»Ihr kennt doch sicher alle den Begriff der gefühlten Temperatur«, übernehme ich. »Der besagt ja im Grunde nichts anderes, als dass wir ein und dieselbe Temperatur vollkommen unterschiedlich wahrnehmen, je nachdem, wie trocken oder feucht die Luft ist, wie stark es windet oder die Sonne scheint. Gerade bei direkter Sonneneinstrahlung kommt uns die umgebende Luft viel wärmer vor, als sie tatsächlich ist. Dann kann man im Skiurlaub im T-Shirt auf der Sonnenterrasse sitzen. Das habt ihr ja vielleicht alle selbst schon mal erlebt. Für mich als Jäger spielt vor allem der Wind eine ganz entscheidende Rolle. Ich meine jetzt weniger die Richtung als vielmehr die Stärke. Ich bin schon bei minus 20 Grad auf einer Jagdkanzel gesessen und habe dabei kein bisschen gefroren. Mit entsprechend dicken Thermoklamotten ist das bei Windstille überhaupt kein Problem. Wenn es aber windig ist, halte ich es schon bei null Grad nicht lange aus und fange erbärmlich an zu frieren. Da kann ich anziehen, was ich will.«

»Auf der anderen Seite ist es aber auch schlimm«, ergänzt Malia, »wenn es mal so richtig schwül ist. Dann treibt einem schon die geringste Bewegung den Schweiß aus allen Poren. Ist die Luft dagegen bei exakt derselben Temperatur trocken, empfindet man die Wärme als ausgesprochen angenehm.«

»Das lässt sich leicht erklären«, schaltet sich Ralf ein. »Denn wenn es uns warm wird, erweitern sich zuerst unsere Hautgefäße, um möglichst viel Blut durchfließen zu lassen. Das strahlt dann nämlich eine Menge Wärme ab. Äußerlich erkennt man das daran, dass wir ganz rot werden. Umgekehrt ziehen sich die Gefäße bei Kälte zusammen, und wir werden blass. Bei Wärme spielt daneben noch die Schweißproduktion eine ganz entscheidende Rolle. Wir haben ja schon mehrfach darüber gesprochen. Der Schweiß verdunstet auf der Haut und entzieht ihr dabei eine Menge Wärme. Stichwort Verdunstungskälte. Und genau das funktioniert halt bei hoher Luftfeuchtigkeit, sprich Schwüle, nicht mehr. Dann schwitzen wir wie verrückt, aber uns wird dadurch kein bisschen kälter.«

»Dazu habe ich noch eine Frage«, sagt Malia. »Man hört doch immer, dass man bei Hitze auf keinen Fall eiskalte, sondern besser warme Getränke zu sich nehmen soll. Also, ich finde, das klingt total widersinnig. Oder ist da tatsächlich was dran?«

»Die Frage stellen mir Patienten auch immer wieder«, erwidert Ralf. »Und sie lässt sich gar nicht so einfach beantworten. Fakt ist jedenfalls, dass Bewohner südlicher Länder selten Eiskaltes in sich reinschütten, sondern lieber an einem warmen Tee oder Ähnlichem nippen. Und ich finde das auch durchaus sinnvoll. Denn ein Mineralwasser oder Sprudel aus dem Kühlschrank hat einen entscheidenden Nachteil: Er kurbelt den Kreislauf an. Das bewirkt einen schwallartigen Schweißausbruch und führt rasch zu neuem Verlangen nach Flüssigem. Hinzu kommt, dass ein eisiger Guss für den Magen alles andere als vorteilhaft ist und bei empfindlicheren Naturen sogar heftige Leibschmerzen auslösen kann. Nehmen wir dagegen ein warmes – wohlgemerkt: nicht heißes! – Getränk zu uns, und zwar schön langsam Schluck für Schluck, führt das über eine Reaktion der Temperaturfühler im Körper zu einer leichten, aber konstanten Schweißproduktion, und dieses ständige moderate Schwitzen ist es, was unseren Körper am wirkungsvollsten abkühlt. Doch fast noch wichtiger als die Entscheidung ›Warm oder kalt?‹ ist die Menge. An wirklich heißen Tagen sollte man gar nicht erst auf den Durst warten, sondern den ganzen Tag über mäßig, aber regelmäßig trinken. Zwei Liter dürfen das ruhig sein.«

»Wenn es heiß und dazu auch noch extrem feucht ist, macht mich das so was von fertig«, stöhnt Doris und wedelt sich mit einem imaginären Fächer vor dem Gesicht herum. »Wobei ich da offenbar

besonders empfindlich bin, denn ich keuche schon wie ein Dampf-
kessel, wenn meine Schüler das Wetter noch als zwar ›warm‹, aber
insgesamt ›herrlich‹ beschreiben. Doch weil wir gerade über unser
Temperaturempfinden sprechen – da gibt es ja noch viel krassere Sachen. Hat von euch schon mal jemand etwas von der sogenannten
Kälteidiotie gehört?«

Werner, Malia und ich schütteln einträchtig die Köpfe. Ralf dagegen nickt ein paarmal sanft.

»Es geht ums Erfrieren«, fährt Doris fort und schiebt sich ihre Brille höher auf die Nase. »Da sind ja besonders Obdachlose gefährdet,
die zum Beispiel auf einer Parkbank oder unter einer Brücke über-
nachten. Nicht wenige von ihnen suchen, wenn sie merken, dass es
ihnen immer kälter wird, ihr Heil im Alkohol. Das heißt, sie kippen
sich einen Schnaps nach dem anderen hinter die Binde. Das scheint
anfänglich auch tatsächlich zu helfen, denn Alkohol erweitert bekanntlich die Gefäße, und die vermehrte Durchblutung erzeugt ein

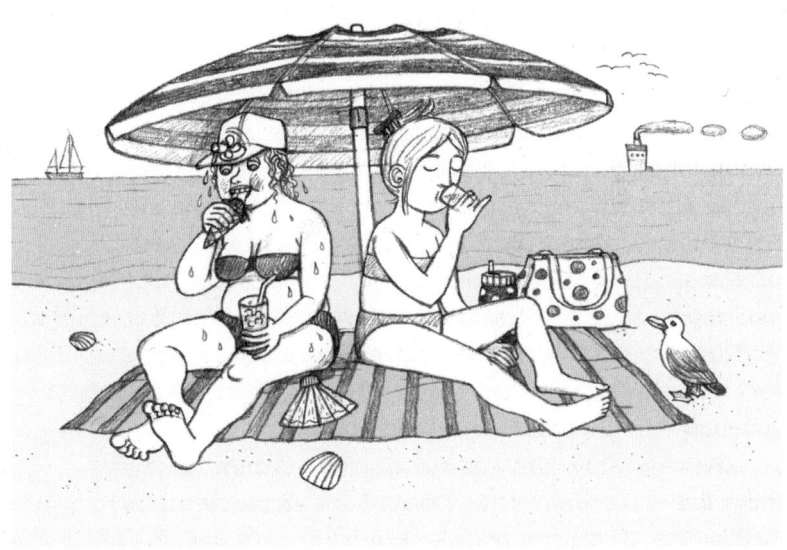

wohliges Wärmegefühl. Doch der Effekt ist schnell verpufft, da die Hautgefäße dann so viel Wärme abstrahlen, dass die Betroffenen erst recht massiv frieren. Was sie in ihrem Zustand allerdings oft nur noch bedingt mitbekommen. So weit, so schlecht. Das eigentlich Verblüffende kommt aber erst jetzt.

Denn was gar nicht so wenige Unterkühlte in so einem Fall, in dem sie kurz davor sind zu erfrieren, tun, scheint vollkommen abwegig, ja geradezu hirnverbrannt zu sein und wird von Rechtsmedizinern deshalb drastisch als ›Kälteidiotie‹ bezeichnet: Sie ziehen sich aus. Und das lässt sich erstaunlicherweise sogar erklären.« Doris' Blick wandert zu Ralf. »Korrigiere mich bitte, wenn ich etwas Falsches sage. Schuld an diesem ganz und gar kontraproduktiven Verhalten sind die Gefäße in Armen und Beinen. Denn die ziehen sich im verzweifelten Versuch, das Körperinnere so lange wie möglich warm zu halten, massiv zusammen. Doch damit kommen sie bei immer stärkerer Unterkühlung natürlich rasch an ihre Grenze. Dann können sie gewissermaßen nicht mehr und dehnen sich, erschöpft, wie sie sind, schlagartig wieder aus. Mit der Folge, dass plötzlich eine Menge Blut in Arme und Beine schießt und sie so stark erhitzt, dass der Betroffene, der ja längst nicht mehr Herr seiner Sinne ist, massiv zu schwitzen beginnt. Und was tut man, wenn es einem heiß wird? Man versucht, sich Erleichterung zu verschaffen, indem man mehr und mehr Klamotten auszieht. Und genau das macht auch der oder die Erfrierende, und zwar so lange, bis er oder sie am Ende nichts mehr anhat, also splitterfasernackt ist.«

»Davon habe ich tatsächlich schon mal gehört«, sage ich. »Und das ist noch gar nicht mal so lange her. In der Kleinstadt, in der ich wohne, gab es nämlich erst letztes Jahr einen derartigen Fall. Da hat die Polizei im Stadtpark eine tote Frau gefunden, die tatsächlich vollkommen nackt war. Und ist verständlicherweise davon ausgegangen, dass sie Opfer eines Sexualverbrechens geworden ist. Doch dann hat man an ihr weder Spuren von Gewalt noch männliches Sperma gefunden. Bis heute ist nicht vollkommen klar, woran sie letztlich gestorben ist. Aber da es in der Nacht vor dem Leichenfund bitterkalt war, hat es sich möglicherweise tatsächlich um so einen Fall gehandelt. Stand zumindest in der Zeitung. Allerdings, ohne den Begriff ›Kälteidiotie‹ zu benutzen.«

»Für das Phänomen gibt es auch noch einen anderen, weniger plakativen Ausdruck: ›paradoxes Entkleiden‹«, erklärt Ralf. »Aber egal, wie man es nennt, verblüffend ist es allemal.«

Warum Schlafmangel dick macht

»Was haltet ihr davon«, fragt Ralf, nachdem er sich beim Abendessen den zweiten Flammkuchen und hinterher noch drei Spiegeleier hat schmecken lassen, »wenn wir uns später noch im Park zusammensetzen? Es ist so ein schöner Vollmondabend.«

Doris tupft sich mit einer Serviette den Mund ab. »Prima Idee. Ich muss vorher nur noch mit meinem Enkel telefonieren. Das habe ich ihm fest versprochen. In einer halben Stunde an der Teichgruppe?«

»Und ich mit Lukas«, sagt Malia. »Danach wollte ich eigentlich noch ein bisschen Spanisch-Podcast hören. Ich war nämlich in letzter Zeit ziemlich nachlässig. Das muss sich unbedingt ändern.«

»Aber doch nicht an einem so herrlichen Abend«, schwärme ich. »In den nächsten Tagen soll das Wetter schlechter werden. Dann hast du zum Lernen noch Zeit genug.«

»Da ist was dran«, antwortet sie und strahlt mich an. »Also dann bis nachher.«

›Teichgruppe‹ haben wir ein Ensemble aus drei Holzbänken getauft, die, von hohen Bäumen umrahmt, in Form eines Dreiecks am Rand eines fast kreisrunden Weihers im Klinikpark stehen. Das ist ein überaus romantisches Plätzchen. Man hört Wellen plätschern und Frösche quaken, kann Libellen bei ihren eleganten Flugmanövern beobachten und, wenn man Glück hat, sogar einer Ringelnatter zuschauen, wie sie in anmutigen Windungen das Gewässer durchschwimmt.

Nachdem Ralf und ich dort Platz genommen haben, dauert es nicht lange, bis auch Malia und Doris erscheinen. Und kurz darauf stößt schließlich noch Helga zu uns. Ihr obligatorischer Abendspaziergang hat sie an der Teichgruppe vorbeigeführt, und wir haben sie natürlich eingeladen, sich zu uns zu setzen.

Eine Weile plaudern wir über dieses und jenes, stellen mal wieder fest, dass wir in puncto Politik sehr unterschiedliche Meinungen haben und dass dasselbe auch für Religion und Kirche gilt. Aber das tut unserem Vergnügen, einträchtig beisammenzusitzen, keinerlei Abbruch.

Helga blickt zum Mond hoch, der hell und rund am Abendhimmel leuchtet. »Vollmond«, seufzt sie. »Da werde ich wieder nicht schlafen können.«

»Ich habe da auch so meine Probleme«, bekennt Doris. Dagegen erklärt Malia, ihr sei es vollkommen einerlei, ob gerade Voll-, Halb- oder Neumond sei, sie penne so und so prächtig.

»Und du?«, fragt Helga mich. »Tust du auch bei Vollmond schlechter schlafen?«

Ich verneine, und Ralf meint, der Einfluss des Mondes auf uns Menschen sei in zahlreichen Studien untersucht worden, ohne dass man zu einem klaren und eindeutigen Ergebnis gekommen sei. »Tendenziell«, erklärt er, »scheinen Menschen rund um den Vollmond weder schlechter zu schlummern noch länger zu brauchen, bis sie einschlafen. Aber, wie gesagt, ganz sicher ist das nicht. Und kann es auch nicht sein, dazu spielen viel zu viele Faktoren eine Rolle. Man müsste schon eine größere Anzahl unterschiedlicher Testpersonen über eine Dauer von etlichen Monaten und damit über mehrere Mondphasen hinweg beobachten. Und dazu noch vor jeder Messnacht bei jedem einzelnen Teilnehmer schlafstörende Einflüsse wie Alkohol, Stresslevel, psychische Belastungen, Medikamente sowie schon länger bestehende Schlafprobleme erheben und aus den Ergebnissen herausrechnen. Dass das praktisch nicht durchführbar ist, dürfte jedem einleuchten.

Sicher ist nur, dass gar nicht so wenige Menschen fest daran glauben, der Mond habe auf unser Leben einen erheblichen Einfluss. So soll er etwa maßgeblich die Getreideernte, das Wachstum der Haare und die Geburtenrate beeinflussen. Doch nichts davon wurde jemals bewiesen. Es scheint sich also um rein subjektive Überzeugungen zu handeln. Was den Schlaf betrifft, ist es möglicherweise das Licht, das empfindliche Naturen bei ihrer Nachtruhe stört. Immerhin ist es bei Vollmond mehr als zehn Mal so hell wie bei Halbmond. Andere Theorien gehen von einem Einfluss des Mondes auf unsere innere Uhr aus, wieder andere diskutieren eine Beeinflussung des Erdmagnetfeldes. Doch für keine einzige diese Hypothesen gibt es bislang einen schlüssigen Beweis. Deshalb neigt die Mehrzahl der Forscher zu der Ansicht, eine Störung des Schlafes durch den Mond gebe es schlichtweg nicht.«

»Also, ich tu mir das ganz sicher nicht einbilden«, schaltet sich Helga ein. »In Nächten wie der heutigen habe ich deutlich mehr Mühe einzuschlummern, liege öfter wach und bin morgens längst nicht so ausgeruht. Außerdem bin ich fest davon überzeugt, dass es in Vollmondnächten mehr Unfälle gibt. Und auch Verbrechen.«

»Was jedoch statistisch eindeutig widerlegt ist«, sagt Ralf. »Vielmehr scheint es so zu sein, dass man, wenn in einer Nacht wie der heutigen etwas Schlimmes, etwa ein Autounfall, passiert, kurzerhand dem Mond eine ursächliche Beteiligung zuschreibt. Geschieht der gleiche Unfall in einer anderen Nacht, dann hat der Mond eben nichts damit zu tun. Jedenfalls gehen um den Vollmond herum bei der Polizei nicht mehr Notrufe ein als sonst. Weder werden mehr Kinder geboren noch gibt es mehr neue Krankheitsfälle.

Aber um noch mal auf den gestörten Schlaf zurückzukommen: Vieles spricht dafür, dass der sich regelrecht erlernen lässt. Wer bei Vollmond zwei oder drei Mal schlecht geschlafen hat, wartet möglicherweise beim nächsten unbewusst darauf, dass es ihm wieder so ergeht. Und dann passiert eben genau das. In der Psychologie nennt man so was eine ›sich selbst erfüllende Prophezeiung‹ oder mit dem englischen Fachausdruck eine ›Self-fulfilling Prophecy‹. Die hat aber grundsätzlich nichts mit dem Mond zu tun, sondern vor allem mit tief sitzenden unbewussten Erwartungen. Oder anders gesagt: Der

Vollmond stört die Nachtruhe eines Menschen umso eher, je mehr dieser an seine schlafstörende Magie glaubt.«

»Das war ein eindrucksvoller Vortrag«, sage ich anerkennend und klopfe Ralf freundschaftlich auf die Schulter. »Aber letztlich ist es doch egal. Helga wird morgen früh mit Sicherheit behaupten, schlecht geschlafen zu haben. Und vielleicht hat sie ja sogar recht, dass daran irgendwie, und sei es nur wegen ihres unerschütterlichen Daran-Glaubens, der Mond schuld ist. Wir werden das jedenfalls nicht klären können, und ihr gebt mir sicher recht, dass es auf dieser Welt Wichtigeres gibt. Also belassen wir's dabei.«

Malia und Doris nicken zustimmend, Helga macht ein skeptisches Gesicht und Ralf lächelt still versunken vor sich hin.

»Was mich viel mehr interessieren würde, Ralf, ist, was du zum Thema ›Lernen im Schlaf‹ meinst«, wechselt Malia das Thema. »Ist das deiner Ansicht nach möglich oder ...?«

»Entschuldige, wenn ich dich unterbreche«, mische ich mich ein. »Aber damit habe ich persönliche Erfahrungen und weiß auch theoretisch eine ganze Menge darüber. Ich habe nämlich einmal ein fünftägiges Seminar besucht, in dem wir Teilnehmer dazu eine ganze Reihe von Versuchen unternommen haben. Wir haben uns DVDs mit Vokabeln unter das Kopfkissen gelegt, haben Geschichtsdaten gepaukt und anschließend einen längeren Mittagsschlaf gehalten, haben uns nachts immer wieder aufwecken lassen, um physikalische Formeln zu pauken. Und haben jedes Mal getestet, an wie viel wir uns wann erinnern können und wie gut. Oder eine Gruppe von uns hörte im Schlaf Vokabeln und lernte genau diese am nächsten Tag zusammen mit den Teilnehmern der anderen Gruppe, die ohne Beschallung geschlummert hatten. Und dann wurde verglichen, wer sie sich besser eingeprägt hatte.«

»Und was ist dabei rausgekommen?«, fragt Malia aufgeregt.

»Um es kurz zu machen: Lernen im Schlaf ist nicht möglich. Was dagegen absolut sinnvoll ist, ist Lernen vor dem Schlaf.«

»Erklär mal genauer.«

»Okay. Ein Englischbuch unter das Kopfkissen zu legen und zu hoffen, am nächsten Tag haufenweise neue Vokabeln zu beherrschen, funktioniert genauso wenig wie das nächtliche Abspielen von Lern-DVDs. Auch wenn zahlreiche Anbieter einschlägiger Software das immer wieder hartnäckig behaupten. Unser Gehirn ist nämlich während des Schlafs weitgehend von der Außenwelt abgeschottet. Reize von außen und damit auch irgendwelche Lerninhalte dringen daher so gut wie gar nicht zu ihm durch. Untersuchungen, bei denen Forscher dem Gehirn mit komplexen Methoden gleichsam bei der Arbeit zugesehen haben, belegen jedoch eindeutig, dass sich tagsüber Gelerntes während des Nachtschlafs verfestigt.

Denn Lernen bedeutet im Grunde ja nichts anderes als zuverlässige Erinnerungen anzulegen. Dazu müssen im Gehirn eine Menge Nervenzellen neu und vor allem stabil miteinander verknüpft werden. Und das klappt während der Nacht besonders gut, weil unser Denkorgan dann nicht permanent durch neu einlaufende Meldungen abgelenkt wird und sich daher voll und ganz damit beschäftigen

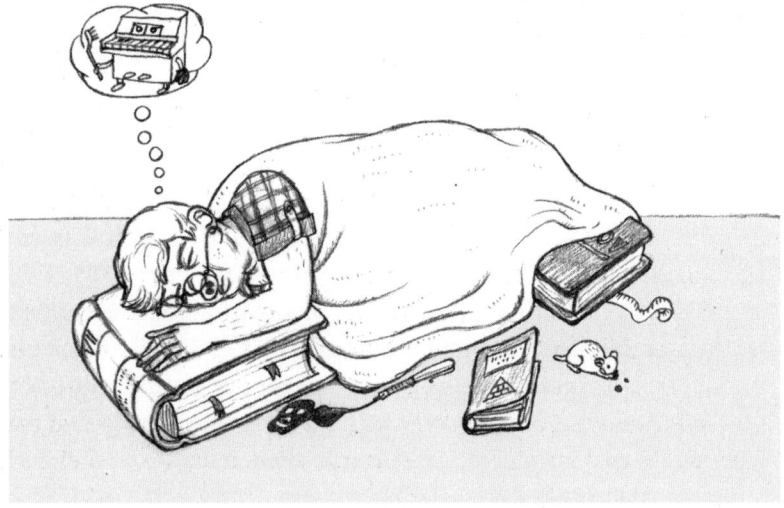

kann, bereits vorhandene Inhalte zu verarbeiten, sprich: zu verfestigen. Dabei trainiert es gleichsam neu gelernte Handlungsabläufe, prägt sich Vokabeln und mathematische Formeln ein, vergleicht, gewichtet, bewertet und sortiert – und das alles, ohne dass wir davon das Geringste mitbekommen. Wenn ich mich recht erinnere, bezeichnet man diesen Prozess als ›Gedächtniskonsolidierung‹. Es bringt daher durchaus etwas, nach einigen Stunden intensiven Lernens ins Bett zu gehen, um das, was man sich mit viel Mühe eingeprägt hat, intensiv zu überschlafen. Tut man das, so kann man fest damit rechnen, ein paar Stunden später ein ganzes Stück klüger aufzuwachen, als man eingeschlummert ist.«

»Das heißt konkret?«

»Lerne wie gewohnt. Mach dabei aber alle ein, zwei Stunden, nachdem du dir einen Haufen Neues eingeprägt hast, jeweils eine Pause und genieße ein kleines Nickerchen. Das scheint nach aktuellem Kenntnisstand die effektivste Lernmethode zu sein.«

»Was Peter gerade erzählt hat«, bestätigt Ralf, »deckt sich komplett mit dem, was ich zu dem Thema weiß. Im Schlaf zu lernen funktioniert nicht, während des Schlafs neu Gelerntes im Gedächtnis zu verankern, dagegen sehr wohl.«

»Ist ja hochinteressant«, meldet sich Doris zu Wort. »Das muss ich unbedingt meinen Schülern empfehlen. Wobei ...« – sie hält kurz inne und lächelt matt – »... einige den Tipp mit Sicherheit als willkommene Entschuldigung missbrauchen werden, statt zu lernen lieber zu pennen.«

»Ein bisschen zu schlummern, kann aber, unabhängig vom Lernen, zu bestimmten Zeiten durchaus sinnvoll sein«, sagt Ralf. »Ich meine den berühmten ›Power Nap‹, also ein kurzes – wohlgemerkt kurzes! – Schläfchen nach dem Mittagessen. Ich selbst bin darauf seit einigen Jahren regelrecht angewiesen. So um ein Uhr rum werde ich zuverlässig müde. Dann lege ich mich hin, penne sofort ein und wache nach höchstens einer Viertelstunde wieder auf. Dann stehe ich sofort auf und fühle mich wieder fit. Das funktioniert perfekt. Der

Nachteil ist nur, dass ich, wenn ich mal keine Gelegenheit dazu habe, den ganzen Nachmittag müde rumhänge.«

»Eine Viertelstunde nur?«, fragt Helga, sichtlich irritiert. »Ich tu immer mindestens eine Stunde schlafen.«

»Neuere Untersuchungen empfehlen als ideale Zeitspanne sogar nur zehn Minuten. Entscheidend ist, dass man dabei über die erste Einschlafphase nicht hinauskommt. Wenn du nämlich länger ruhst, besteht die Gefahr, dass du in einen Tiefschlaf abgleitest, bei dem sich dein Kreislauf verlangsamt und dein Blutdruck absackt. Aus so einer Schlafphase erwachst du in einem benommenen Zustand, den man, wie du sicher weißt, Schlaftrunkenheit nennt. Und bis du danach wieder fit wirst, dauert es ziemlich lange. Was mich betrifft, so habe ich den alltäglichen Power Nap derart verinnerlicht und perfektioniert, dass ich selbst dann zuverlässig einschlafe, wenn es um mich herum alles andere als still ist. Hauptsache, niemand spricht mich an. Dann ratze ich kurz weg, wache, wie gesagt, nach einer knappen Viertelstunde wieder auf und fühle mich wie neugeboren.«

»Und das hat bei dir von Anfang an funktioniert?«, erkundigt sich Helga stirnrunzelnd.

»Natürlich nicht. Die ersten paar Male habe ich mir einen Wecker gestellt. Aber es ist erstaunlich, wie schnell sich der Körper an die Ruhepause gewöhnt. Nach spätestens einer Woche wachst du ganz von allein auf. Dann darfst du nur nicht liegen bleiben, weil sonst die Gefahr besteht, dass du wieder einpennst. Probier's doch einfach mal aus.«

»Das werde ich. Träumst du dabei eigentlich?«

»Vermutlich schon. Aber an die Träume erinnern kann ich mich nur selten. Wobei das ja ganz allgemein gilt. Jeder Mensch träumt, aber wenn er morgens aufwacht, hat er seine Träume normalerweise vergessen.«

»Das geht mir auch so«, sagt Helga. »Weiß man eigentlich, woran das liegt?«

Doris nickt zustimmend. »Ja, das würde mich auch interessieren. Manchmal – vor allem, wenn ich etwas Beängstigendes geträumt habe – wache ich nachts auf und bin eine Weile fix und fertig. Es dauert dann geraume Zeit, bis ich realisiere, dass ich das, was mir gerade eine solche Angst eingejagt hat, nur geträumt habe. Und ich habe keinerlei Mühe, mich an jedes Detail zu erinnern. Aber normalerweise schlafe ich eigentlich ganz gut und wache nachts kaum einmal auf. Dann habe ich am nächsten Morgen das Gefühl, überhaupt nicht geträumt zu haben. Aber du sagst ja, das gibt es nicht. Jeder Mensch träumt.«

Ralf streicht sich nachdenklich über den Bart. »Das stimmt. Obwohl Träume für die Wissenschaftler, die sich mit dem Schlaf beschäftigen, noch immer ein weitgehend ungeklärtes Phänomen sind. Was man einigermaßen sicher weiß, ist lediglich, dass das Kopfkino in den sogenannten REM-Phasen stattfindet.«

»*Was* für Phasen?«, fragt Malia dazwischen.

»REM steht für ›Rapid Eye Movement‹, also für ›schnelle Augenbewegungen‹. In diesen Schlafphasen werden die Augen nämlich unter den geschlossenen Lidern sehr schnell bewegt. Das passiert etwa alle eineinhalb Stunden, und dann arbeitet das Gehirn so ähnlich wie im Wachzustand. Werden wir dabei geweckt, können wir detailliert erzählen, wovon wir gerade geträumt haben. Und da REM-Phasen zum Morgen hin immer länger werden, erinnern wir uns nach dem Aufwachen, wenn überhaupt, vor allem an die Träume, die wir gerade erst erlebt haben.

Weshalb wir unsere Träume, auch wenn sie uns noch so aufwühlen, anschließend sofort wieder vergessen, ist eine Frage, mit der sich Schlafforscher seit Langem intensiv beschäftigen. Doch sie wissen es bis heute nicht genau. Ja sie können von einem Schlafenden nicht einmal sicher sagen, ob er gerade träumt. Möglich, dass im Gehirn während des Traumschlafs zu wenige Botenstoffe, sogenannte Neurotransmitter, gebildet werden, die für die Weiterleitung von Nervenimpulsen und damit auch für die Übertragung von Informationen aus dem Kurz- in das Langzeitgedächtnis unentbehrlich sind. Das würde erklären, was ich gerade gesagt habe, nämlich warum wir nur dann erzählen können, wovon wir geträumt haben, wenn wir direkt in einer REM-Phase oder allenfalls kurz danach geweckt werden. Und da die Neurotransmitter morgens nach dem Aufwachen sofort in großen Mengen fließen, sorgen sie offenbar auch dafür, dass wir uns manchmal an Träume erinnern, die gerade erst stattgefunden haben und gleichsam noch im Kurzzeitgedächtnis herumschwirren. Aber, wie gesagt, das alles ist noch längst nicht eindeutig geklärt. Und ob es das jemals wird, steht in den Sternen.«

Ralf nimmt einen Schluck aus seiner Flasche mit alkoholfreiem Bier, die er sich zur Teichrunde mitgebracht hat. Dann wischt er sich ausgiebig den Bart und fährt schließlich fort: »Zum Thema Schlaf habe ich erst vor Kurzem eine amerikanische Studie gelesen, die ich nicht nur allgemein, sondern auch persönlich höchst bemerkenswert finde. Dabei durfte eine Gruppe von Probanden bis in die Puppen pennen, während die Teilnehmer der anderen Gruppe jede Nacht nach fünf Stunden Schlaf gnadenlos geweckt wurden. Und siehe da: Der Energieverbrauch der Kurzschläfer stieg um etwa fünf Prozent. Das ist ja erst mal keine Überraschung, denn natürlich ist man im Wachzustand körperlich aktiver als während des Schlafs und verbrennt daher mehr Kalorien. Bemerkenswert war jedoch, dass der Appetit der Fünf-Stunden-Schläfer ebenfalls anstieg. Und weil sie den ungehindert stillen durften, nahmen sie deutlich zu. Woran das erhöhte Verlangen nach Essbarem lag, konnten die Forscher allerdings nicht erklären. Fakt scheint jedenfalls zu sein, dass Schlafmangel auf Dauer dick macht. Oder umgekehrt: Wer eine Diät macht, hat offenbar größere Erfolgschancen, wenn er in dieser Zeit reichlich schläft.«

»Prima«, lacht Malia. »Mein Freund Lukas hält mir nämlich immer vor, ich sei eine Schlafmütze hoch drei. Was, das muss ich ehrlich zugeben, auch nicht ganz von der Hand zu weisen ist. Nun habe ich in Zukunft immer die Ausrede, er wolle doch sicher nicht, dass ich dick würde. Und um das zu vermeiden, müsse ich eben reichlich pennen.«

»Na, ob ihn das überzeugt?«, fragt Doris skeptisch. Dann grinst sie breit. »Zum Thema Schlaf im weiteren Sinne habe ich noch eine ganz andere Frage: Warum schlafen uns eigentlich immer wieder mal unsere Hände oder Füße ein?«

»Der Gedankensprung ist echt abenteuerlich«, bemerkt Ralf lächelnd. »Aber da wollen wir nicht so streng sein. Ist ja eine durchaus interessante Frage.«

»Finde ich auch«, stimmt Helga zu. »Mir passiert das vor allem dann, wenn ich eine Weile mit untergeschlagenen Beinen auf dem Sofa gelesen habe und dann aufstehen will. Plötzlich wollen meine Füße nicht mehr so, wie sie sollen. Zuerst scheinen sie völlig gefühllos zu sein, dann kribbeln sie, als ob Ameisen auf ihnen rumspazieren würden. Schließlich brennen und prickeln die ganzen Beine, das ist echt – verzeiht bitte – ein Scheißgefühl. Und es dauert eine ganze Weile, bis nach und nach alles wieder normal ist.«

»Sehr schön beschrieben«, lobt Ralf. »Die Ursache liegt in einer Störung der Empfindungsleitung zwischen Füßen und Gehirn infolge einer mehr oder minder starken Nervenquetschung. Dazu reicht es schon, dass wir eine Weile mit übereinandergeschlagenen Beinen dasitzen. Dann erhält das Gehirn über die malträtierten Nerven Informationen, mit denen es nichts anfangen kann. Und reagiert darauf, indem es ungewöhnliche Empfindungen produziert. Das Ganze wird noch dadurch verstärkt, dass bei der zwanghaften Haltung etliche Blutgefäße abgeklemmt werden. Und das stört natürlich die von der Blutversorgung abhängigen Nerven massiv bei ihrer Arbeit. Besonders gefährdet sind diejenigen am Oberarm und in der Kniekehle. Aber auch der Daumenrücken ist – etwa wenn wir längere Zeit mit einer Schere arbeiten – sehr empfindlich. Sogar ein schwerer Rucksack, bei dem die Tragegurte massiv auf die Nerven des Schulterbereichs drücken, kann derartige Empfindungsstörungen bis hin zu regelrechten Lähmungen auslösen. Wir sollten uns aber nicht darüber ärgern, sondern im Gegenteil froh sein, dass uns unser Körper auf diese Weise warnt. Immerhin bewahrt der Schmerz uns davor, so lange immer weiter auf den Nerv zu drücken, bis er am Ende dauerhaft geschädigt ist.«

Inzwischen ist es um uns herum düster geworden. Den Weiher erkennt man nur noch als schwach spiegelnde Fläche, und die Bäume sind zu einer grauschwarzen Wand geworden. Und dennoch können wir uns gegenseitig problemlos erkennen. Obwohl kein Licht brennt.

»Ist schon erstaunlich, wie gut man trotz der Finsternis noch sehen kann«, sage ich. »Das ist nur möglich, weil sich unsere Augen ganz allmählich an das Dunkel gewöhnen konnten. Würden wir jetzt ins helle Klinikinnere gehen und danach wieder rauskommen, sähen wir erst mal überhaupt nichts mehr. Ich kenne das von der Jagd. Da hocke ich nicht selten so lange auf einem Hochsitz, bis ich das Wild allenfalls noch schemenhaft erkennen kann. Dann steige ich runter und gehe zurück zu meinem Auto. Was ich trotz der Dunkelheit so gut wie immer ohne Taschenlampe schaffe, da ich den Weg noch immer zumindest erahnen kann. Wenn ich dann aber im Auto sitze und die Lichter einschalte, bin ich jedes Mal wieder verblüfft, dass ich beim Blick nach draußen nichts, aber auch gar nichts mehr sehe. Ringsum ist auf einmal rabenschwarze Nacht. Eine Minute vorher konnte ich noch eine ganze Menge Details erkennen, und dann ist es damit von einer Sekunde auf die andere vorbei.«

»Das liegt daran«, erklärt Ralf, »dass die Anpassung unserer Augen an nachlassende Helligkeit, die sogenannte Dunkeladaptation, sehr viel langsamer verläuft als umgekehrt die Helladaptation. Sobald wir vom Hellen ins Dunkle treten, weiten sich die Pupillen maximal. Zugleich verschiebt sich die Reizschwelle, das heißt, der Helligkeitsgrad, ab dem die Sinneszellen etwas wahrnehmen, allmählich immer weiter nach unten. Das geschieht durch vermehrte Produktion von Sehpurpur in den Stäbchen der Netzhaut und geht anfänglich recht schnell, dann jedoch immer langsamer vonstatten. Bis sich unsere Augen vollkommen an die Dunkelheit gewöhnt haben, kann durchaus eine halbe Stunde vergehen. Dann sind sie aber millionenmal empfindlicher als im Hellen. Deshalb können wir unter Umständen sogar bei Mondlicht lesen, obwohl das selbst bei Vollmond noch immer 100 000-mal schwächer ist als das Tageslicht. Dafür sinkt die

Sehschärfe auf etwa ein Zehntel des Tageswerts ab. Und zwar deshalb, weil die Zäpfchen, die für das Helligkeits- und Farbensehen und damit auch für das Erkennen von Details zuständig sind, im Dunkeln nicht arbeiten.

Umgekehrt, wenn wir vom Dunkeln ins Helle wechseln, geht alles viel schneller. Dann verengen sich die Pupillen sehr rasch. Außerdem zerfällt der in den Sinneszellen enthaltene Sehpurpur, der sich in der Dunkelheit angesammelt hat, mit der Folge, dass die Augen auf das einfallende Licht weit weniger empfindlich reagieren. Weil der ganze Vorgang nur wenige Minuten dauert, erreichen wir morgens, wenn wir erst einmal das Licht angeschaltet haben, sehr schnell unser optimales Sehvermögen.«

»Das war mal wieder ein großartiger Vortrag«, lobe ich. »Ralf, du wirst mir echt fehlen, wenn ich hier raus bin.«

»Ja, ist ja bald so weit«, antwortet Ralf. »Bei mir sind es nur noch zwei Tage, und bei dir?«

»Drei länger.«

»Dann lasst uns die Zeit, die uns noch gemeinsam bleibt, bestmöglich nutzen.« Ralf erhebt seine Bierflasche, und mit einem herzlichen »Prost!« leert er sie in einem Zug.

Wenn Männer ein bisschen schwanger sind

»Habe ich euch eigentlich schon erzählt, dass ich zum zweiten Mal Oma werde?«, fragt Doris und sieht uns dabei der Reihe nach an. »In etwa sechs Wochen ist es so weit.«

»Herzlichen Glückwunsch!«, ruft Malia aus und strahlt dabei, als freue sie sich auf ihr eigenes Kind. Ralf und ich schließen uns der Gratulation an.

»Danke, danke«, sagt Doris lächelnd. »Ist ja nicht mein Verdienst. Und außerdem ist das Kind doch noch gar nicht geboren.«

»Was wird es denn?«, fragt Helga.

»So, wie's aussieht, ein Mädchen«, antwortet Doris. »Und damit das, was sich vor allem meine Tochter sehnlichst wünscht. Sie selbst war ja ein Einzelkind und hat, wie sie sagt, so oft ihre Freundinnen und Klassenkameraden beneidet, die Geschwister hatten, mit denen sie spielen konnten. Wie gern hätte sie einen älteren Bruder gehabt, hat sie mindestens tausend Mal beteuert. Und weil sie selbst schon Mutter eines Jungen ist, soll es diesmal unbedingt ein Mädchen werden.«

»Darauf hat man ja keinen Einfluss«, sagt Helga. »Zum Glück, würde ich meinen.«

Doris schüttelt den Kopf. »Meine Steffi ist da ganz anderer Ansicht. Über das Thema, wie man die Wahrscheinlichkeit für einen Jungen oder ein Mädchen schon bei der Zeugung steigern kann, hat sie alles gelesen, was sie in die Hände bekommen konnte. Und darüber, glaube ich, auch intensiv mit ihrem Frauenarzt gesprochen. Und man muss sagen: Der Erfolg gibt ihr recht.«

»Na ja«, wende ich ein. »Die Chance auf das Wunschgeschlecht liegt immerhin bei 50 Prozent. Das heißt, von 100 Ehepaaren, die sich entweder einen Jungen oder ein Mädchen wünschen, erfüllt sich dieser Wunsch rein statistisch bei jedem zweiten. Da kann man doch wirklich nicht von selten sprechen. Ich glaube jedenfalls nicht, dass man das Geschlecht eines Kindes im Vorfeld irgendwie beeinflussen kann. Was meinst du dazu, Ralf?«

Ralf, der gerade mit einem belegten Brötchen – keine Ahnung, wo er das aufgetrieben hat – und einer zweiten Flasche Bier aus dem Klinikgebäude zurückkommt, kratzt sich nachdenklich am Kopf. »Fest steht, dass das, wenn überhaupt, wirklich nur zum Zeitpunkt der Zeugung möglich ist und auf keinen Fall durch irgendwelche Tricks im Verlauf der Schwangerschaft. Ich habe einen guten Freund, der ist Gynäkologe. Und der hat mir mal erzählt, dass das Wunschgeschlecht für erstaunlich viele Ehepaare ein überaus wichtiges Thema ist.«

»Also, ich hab mal gehört, der Zeitpunkt der Zeugung würde eine Rolle spielen«, wirft Malia ein. »Ist da was dran?«

»Es gibt eine ganze Anzahl empfohlener Methoden. Und es steht außer Frage, dass sie manchmal funktionieren, manchmal aber eben auch nicht. Um klare Aussagen über die Wirksamkeit eines speziellen Verfahrens machen zu können, müssten es zum Beispiel 100 Paare konsequent anwenden und 100 andere genauso konsequent vermeiden. Wenn dann die Frauen der ersten Gruppe signifikant häufiger ein Kind bekämen, dessen Geschlecht man mit dieser Methode angeblich vorbestimmen kann, wäre das ein starkes Indiz für ihre Wirksamkeit. Aber solche Studien hat es bisher nie gegeben und wird es auch nicht geben. Das wäre ein viel zu großer Aufwand für einen doch eher bescheidenen Erkenntnisgewinn. Ganz abgesehen davon, dass die Anwendung eines bestimmten Verfahrens bei jedem Zeugungsakt penibel kontrolliert werden müsste. Und welches Paar würde das schon zulassen?«

Malia lacht laut auf. »Das muss man sich mal vorstellen: Da hast du mit deinem Partner Verkehr, um ein Kind zu zeugen, und an deinem Bett steht jemand, der genau Protokoll führt, ob du auch alles richtig machst und ja nichts tust, was das Ergebnis der Studie verwässern könnte. Was für eine absurde Idee!«

»Genau«, bestätigt Ralf. »Aber um auf deine Frage zurückzukommen. Das mit dem Zeugungszeitpunkt scheint mir noch eher eine derjenigen Methoden zu sein, von denen ich mir vorstellen könnte, dass sie eine gewisse Erfolgsaussicht haben. Man weiß nämlich, dass die weiblich bestimmenden Spermien mit ihrem X-Geschlechtschromosom größer, robuster und langsamer sind als die kleineren männlich determinierenden mit dem Y-Pendant.«

Rasch rekapituliere ich noch einmal in Gedanken, was mir Gerhard, Helgas in puncto Genetik topfitter Schwiegersohn, über das Thema Chromosomen und Geschlecht erzählt hat. Dann wende ich meine Aufmerksamkeit wieder Ralf zu.

»Weil die X-Spermien, wie gesagt, etwas widerstandsfähiger sind«, erklärt der gerade, »bleiben sie im weiblichen Körper länger am Leben. Deshalb sollte ein Paar, das sich ein Mädchen wünscht, etwa drei Tage vor dem Eisprung – dessen genauen Termin muss man natürlich kennen – Sex haben, und zwar am besten mehrfach. Und danach bis zum Eisprung keinen mehr. So sind bis zur Befruchtung schon eine Menge Y-Spermien aus dem Rennen, das heißt, die weiblich bestimmenden überwiegen nun und haben daher die größere Chance, dass eines von ihnen zum Zuge kommt.«

»Das leuchtet ein«, sage ich. »Aber wie weiß eine Frau genau, wann ihr Eisprung ist?«

»Da kenne ich mich aus«, antwortet Malia. »Zu dem Zweck gibt es spezielle Kalender, in die man den ersten Tag der Periode und die Zykluslänge eintragen muss. Daraus wird dann der voraussichtliche Tag des Eisprungs berechnet. Das funktioniert umso besser, je regelmäßiger der Zyklus ist.«

»Richtig«, bestätigt Ralf. »Eine andere Methode, die hin und wieder bei einem Mädchenwunsch empfohlen wird, ist, dass die Frau vor dem Zeugungsakt heiß badet. Die Hitze soll angeblich vor allem den

Y-Spermien zu schaffen machen, sodass die X-Kollegen im Vorteil sind. Fast etwas skurril finde ich dagegen die Empfehlung, Frauen, die sich ein Mädchen wünschen, sollten beim Geschlechtsverkehr möglichst keinen Orgasmus haben.«

»Warum das denn?«, rutscht es mir spontan heraus. »Das würde ja im Umkehrschluss bedeuten, dass viele Mädchen eher freudlos gezeugt worden sind, während die Jungen ...«

»Na ja«, ergreift wieder Ralf das Wort. »Das ist dann vielleicht doch etwas weit hergeholt. Fakt ist jedenfalls, dass die normalerweise saure Scheidenflora bei einem Orgasmus kurzzeitig alkalisch wird. Und das soll den Y-Spermien zugutekommen, wohingegen die mit dem X die saure Umgebung angeblich besser vertragen. Aber ob da wirklich was dran ist, scheint mir doch zweifelhaft.«

»Mir auch«, stimme ich zu. »Ich kenne nämlich eine Familie mit sechs Mädchen. Wenn die Orgasmus-Theorie stimmen würde und sich das Paar beim Kinderzeugen jedes Mal danach gerichtet hätte, müsste einem die arme Frau ja leidtun.«

»Er lässt nicht locker«, kommentiert Ralf und blickt mich stirnrunzelnd an. »Was übrigens statistisch belegt ist, ist, dass im Sommer, also bei Wärme, mehr Jungen als Mädchen gezeugt werden. Warum das so ist, weiß man nicht. Möglich, dass die Hitze den X-Spermien im Hoden stärker zusetzt als ihren Y-Kollegen. Aber das ist nur eine Theorie, die im Übrigen im krassen Widerspruch zu der Heiß-Bade-Empfehlung steht. Außerdem kann ich mir nur schwer vorstellen, dass man diese Erkenntnis gezielt zur Geschlechtsbeeinflussung nutzen kann, indem man ungeschützten Sex nur entweder im Sommer oder im Winter hat. Na ja, ist ja auch egal. Deine Tochter, Doris, bekommt ja das gewünschte Mädchen. Da ist es doch schnuppe, ob das Zufall oder Ergebnis konkreter Maßnahmen ist. Wie soll die Kleine denn heißen?«

»Das verrät Steffi mir nicht. Das würde Pech bringen, meint sie.«

»Na schön, wenn sie das glaubt. Und die Schwangerschaft ist bislang gut gelaufen?«

»Problemlos. Das war aber auch schon bei ihrer ersten so.«

»Eine Frau zum Viele-Kinder-Kriegen«, kommentiert Helga. »Aber mich würde in dem Zusammenhang mal was ganz Spezielles interessieren: Wann tut denn das Herz eines Babys im Mutterleib zu schlagen anfangen?«

»Um den zweiundzwanzigsten Tag herum«, antwortet Ralf. »Da kann von einem Baby noch gar keine Rede sein, weil der Keim vielleicht gerade mal zwei Millimeter groß ist.«

»Und von da an schlägt es dann ununterbrochen bis zum Tod, also vielleicht achtzig oder sogar mehr Jahre lang. Unglaublich! Da kann kein von Menschen gemachter Motor auch nur annähernd mithalten«, sagt Doris kopfschüttelnd. »Aber zum Thema Herz gibt es ja eine ganze Menge Superlative. Da habe ich – ebenfalls aus dem Vortrag einer Schülerin – noch ein paar im Kopf. Wusstet ihr zum Beispiel, dass unser Herz an einem einzigen Tag rund acht- bis zehntausend Liter Blut pumpt? Das ist eine Flüssigkeitsmenge, mit der man einen durchschnittlichen Öltanker zweimal komplett anstreichen könnte oder mit dem sich sechzig Badewannen füllen ließen. Dabei dreht das Blut etwa vierzehntausend Mal seine Runden durch unseren Körper. Wenn man davon ausgeht, dass sich das Herz pro Minute etwa siebzig Mal ausdehnt und wieder zusammenzieht, ergeben sich für ein komplettes Leben rund drei Milliarden Herzschläge.«

»Wahnsinn!«, entfährt es mir, und Helga ergänzt: »Ist ja irre!«

»Aber kommen wir wieder zu dem Baby im Leib seiner Mutter«, sagt Ralf. »Wusstet ihr, dass es darin Fruchtwasser trinkt?«

»Darüber habe ich mir eigentlich noch nie Gedanken gemacht«, erwidert Malia. »Ich wusste nicht einmal, dass es schon vor der Geburt Durst hat.«

»Hat es aber«, sagt Ralf. »Und da jeder Mensch, der etwas trinkt, auch wieder etwas ausscheidet, bleibt dem Baby – eine Windel hat es ja noch nicht an – gar nichts anderes übrig, als immer wieder in dieses selbe Fruchtwasser zu pinkeln.«

»Was bedeutet«, sagt Doris und zieht dabei die Stirn kraus, »dass es ständig seinen eigenen Urin süffelt. Klingt ziemlich unappetitlich.«

»Ist es aber nicht«, meint Ralf. »Weil das Kleine erstens nur sehr wenig Urin produziert und der zweitens in dem vielen Fruchtwasser auch noch stark verdünnt wird. Außerdem filtert die Plazenta etwaige Schadstoffe permanent heraus.« Er betrachtet uns der Reihe nach aufmerksam. »Und wenn ich euch so anschaue, kann das Pisse-Trinken ja wohl nicht schädlich sein. Schließlich habt ihr das alle auch mal getan. Und ihr seht nicht so aus, als hättet ihr euch dabei vergiftet.«

Wieder macht Ralf eine kurze Pause, dann fährt er fort: »Fest steht übrigens auch, dass der Geschmack des Fruchtwassers variiert, und zwar entsprechend den Essensvorlieben der Mutter. Futtert die viel Obst und Schokolade, schmeckt es süß, bevorzugt sie Gemüse und herzhafte Speisen, bekommt das Baby eher Würziges zu kosten. Man kann daher getrost davon ausgehen, dass die geschmacklichen Vorlieben und Abneigungen eines Kindes nicht erst nach der Geburt, sondern zu einem Großteil schon im Mutterleib entstehen.«

»Das finde ich aber insofern merkwürdig«, wirft Malia ein, »als viele Frauen doch gerade während der Schwangerschaft ganz spezielle Essgelüste entwickeln. Dann haben sie auf einmal Heißhunger auf Sachen, die sie sonst überhaupt nicht anmachen würden.«

»Das ist richtig«, bestätigt Helga. »Ich war in beiden Schwangerschaften ganz scharf auf Lebkuchen mit Senf. Und eine meiner Schwiegertöchter aß leidenschaftlich gern Ölsardinen mit Orangenmarmelade. Abartig!«

»Ja, das ist in der Tat merkwürdig«, bestätigt Ralf. »Wobei bis heute nicht klar ist, worauf diese eigenartigen Vorlieben eigentlich beruhen. Einige Forscher gehen davon aus, dass es die hormonellen Veränderungen sind, die Geruch und Geschmack beeinflussen und auf diese Weise die absonderlichen Essgelüste auslösen. Sie berufen sich dabei auf Tierversuche, bei denen durch bewusste Eingriffe in den Hormonhaushalt weiblicher Ratten auffällige Veränderungen der Fressgewohnheiten ausgelöst wurden.

Andere Wissenschaftler sehen in dem Verlangen nach bestimmten Nahrungsmitteln eher ein Signal des Körpers, mit dem er auf drohende Mangelzustände – speziell des ungeborenen Kindes – aufmerksam machen will. Demnach löst etwa ein niedriger Eisenspiegel bei Mutter oder Kind ein heftiges Verlangen nach Fleisch aus – und eine absackende Blutzuckerkonzentration Heißhunger auf Süßes. Offenbar spielt aber auch die Psychologie eine wichtige Rolle. Demnach denken manche werdenden Mütter: Mein Körper verändert sich während der Schwangerschaft sowieso, da muss ich mir ja nicht unbedingt Gelüste verkneifen, auf die ich sonst schweren Herzens verzichte.

Was es mit den skurrilen Speisevorlieben letztlich auf sich hat, weiß man nicht und wird man wohl auch nie bis ins Letzte ergründen. Solange die Frau sich und ihrem Baby damit nicht schadet, ist dagegen ja auch nichts einzuwenden. Schlimm wird es erst, wenn die Schwangere plötzlich ein heftiges Verlangen nach Ungenießbarem oder Ekelerregendem wie beispielsweise Rost, Erde, Seife oder gar ir-

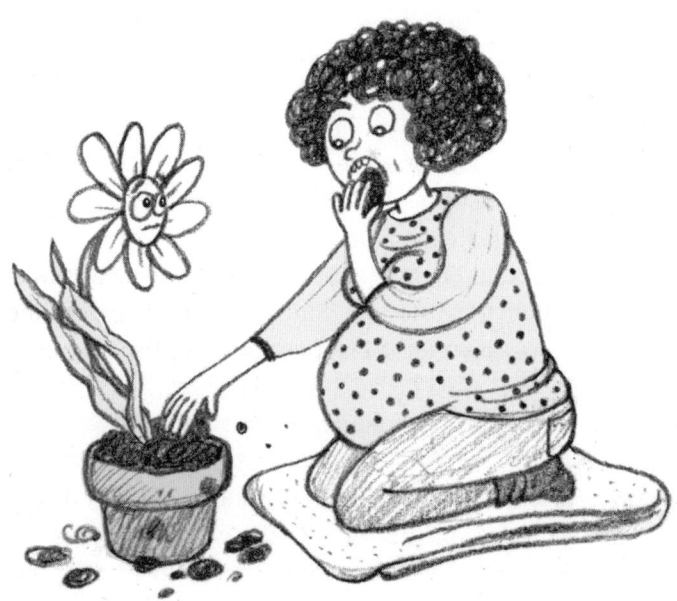

gendwelchen Insekten verspürt. Dann ist unbedingt psychologische Hilfe vonnöten.«

»Ja«, sagt Doris und rückt sich die Brille zurecht. »Davon habe ich auch schon gehört. Das nennt man, glaube ich, ›Pica-Syndrom‹.«

»Genau«, bestätigt Ralf. »Aber darauf näher einzugehen, würde hier zu weit führen. Ich möchte euch nämlich noch etwas anderes im Zusammenhang mit dem Heranwachsen eines Kindes im Mutterleib erzählen: dass nämlich auch der Vater ein bisschen schwanger sein kann.«

»Hä?«, rutscht es mir raus. »Ein Mann und schwanger? Und heißt es nicht generell, ein bisschen schwanger gebe es nicht?«

»Natürlich gibt es das nicht«, sagt Ralf. »Was es aber tatsächlich gibt, ist, dass auch werdende Väter typische Schwangerschaftssymptome entwickeln. Sie nehmen bis zu acht Kilo zu, ihr Bauch bläht sich, sie bekommen Heißhunger auf bestimmte Speisen, während ihnen allein schon beim Gedanken an andere Nahrungsmittel übel wird. Sie müssen sich mehrfach am Tag übergeben und haben nicht selten sogar heftige Kopf-, Bauch- und Rückenschmerzen. Mediziner sprechen in diesem Zusammenhang vom ›Couvade-Syndrom‹. Das kommt meines Wissens vom französischen Wort ›couver‹ für ›brüten‹. Die Ursache des erstaunlichen Phänomens ist dieselbe wie bei den schwangeren Ehefrauen: ein massiv veränderter Hormonspiegel. Wissenschaftler, die sich intensiv mit dem Couvade-Syndrom beschäftigt haben, haben herausgefunden, dass bei etlichen Männern, deren Frau ein Baby erwartet, die Konzentration des maskulinen Geschlechtshormons Testosteron bis zur Geburt drastisch abnimmt und auch noch drei Monate danach deutlich reduziert ist. Dafür steigt das auch bei den Herren vorhandene feminine Hormon Östradiol – bei Frauen ist es unter anderem für die Ausprägung der mütterlichen Gefühle verantwortlich – noch bis weit nach der Geburt deutlich an. Zusätzlich sinkt die Produktion des Stresshormons Cortisol.

All das lässt sich zwar eindeutig nachweisen, dennoch können die Forscher über die Auswirkungen dieser Verschiebungen nur Vermutungen anstellen. Weil bei den Männern jedoch gerade diejenigen Hormone vermehrt produziert werden, die bei Frauen das mütterliche Verhalten bedingen, gehen sie davon aus, dass werdende Väter in Erwartung eines Babys und auch noch nach dessen Geburt ruhiger und fürsorglicher, kurz: tatsächlich mütterlicher werden als andere Männer – und somit wirklich ein bisschen schwanger sind. Möglich, dass besonders einfühlsame oder – um einen aktuell beliebten Begriff zu verwenden – empathische Männer die Schwangerschaft ihrer Frauen derart intensiv miterleben, dass sie mit ihnen auch ihre charakteristischen Beschwerden teilen. Denkbar ist aber auch, dass sich Männer in der Zeit, in der sich

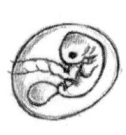 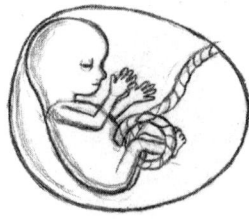 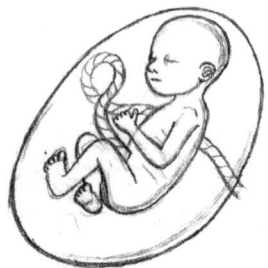

5. Woche
Der Embryo ist
ungefähr zwei
Millimeter groß

13. Woche
Jetzt würde der Fötus
in einem Hühnerei Platz
finden, ist aber doppelt
so schwer.

20. Woche
Inzwischen ist der Fötus
auf eine Größe von ungefähr
25 Zentimetern angewachsen.
Er wiegt etwa 300 Gramm.

Die Entwicklung des Menschen
im Mutterleib

von früh bis spät alles um den zu erwartenden Nachwuchs dreht, zu wenig beachtet fühlen. Dann könnte es sein, dass sie aus einer gewissen Eifersucht auf das ungeborene Kind heraus besagte Symptome entwickeln, um so selbst wieder mehr Aufmerksamkeit und Zuneigung zu bekommen.«

»Das könnte ich mir durchaus vorstellen« sagt Doris. »Ich sehe ja, wie sich bei meiner Steffi alles um das kommende Kind dreht. Dass da ein Mann auf seinen künftigen Nachwuchs eifersüchtig wird und entsprechend irrational reagiert, ist doch verständlich.«

»Sehe ich auch so«, bestätigt Malia. »Solange er deswegen keine Insekten verspeist.«

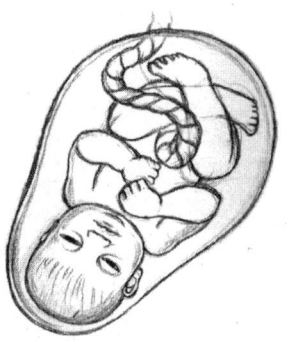

30. Woche
Jetzt ist der Fötus schon 40 Zentimeter lang und rund 1,4 Kilogramm schwer.

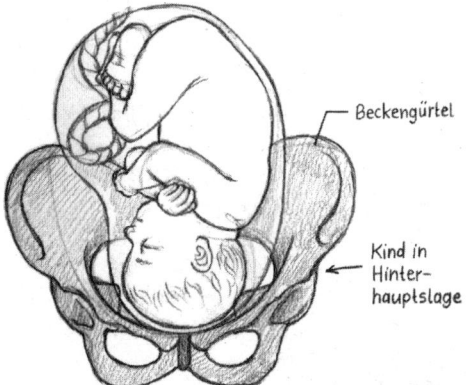

Beckengürtel

Kind in Hinter- hauptslage

Um die 40. Schwangerschaftswoche herum ist der Fötus geburtsreif und muss seinen Weg durch das Becken nehmen.

Warum Frauen mehr Hirn haben als Männer

»Unser letztes gemeinsames Mittagessen«, verkündet Ralf, als er sich mit einem randvollen Teller zu uns setzt. »Morgen um diese Zeit bin ich schon wieder zu Hause. Darauf freue ich mich zwar sehr, aber auf der anderen Seite macht mich die Aussicht, euch zu verlassen, auch traurig. Trotz des unerfreulichen Anlasses unserer Begegnung und trotz all der Schinderei jeden Tag hatten wir doch eine sehr schöne Zeit miteinander, oder?«

»Ja, das finde ich auch«, sagt Malia und schluckt schwer. »Wir müssen unbedingt in Kontakt bleiben. Was haltet ihr von einer WhatsApp-Gruppe?«

»Prima Idee«, sage ich, und Doris ergänzt, das sei das Mindeste, was wir tun könnten. Es müsse aber doch sicher auch möglich sein, sich von Zeit zu Zeit zu treffen. Wenigstens einmal im Jahr. Und das beschließen wir dann auch feierlich und erteilen Doris gleich den Auftrag, im nächsten Frühjahr eine solche Zusammenkunft zu organisieren. Übers Wochenende in irgendeinem günstig gelegenen Landhotel. Bis dahin könnte ja jeder neue Fragen, die ihm zu seinem Körper und dessen Funktionen einfielen, aufschreiben und den Zettel dann mitbringen. Dann bestünde auf jeden Fall nicht die Gefahr, dass uns der Gesprächsstoff ausgeht.

Alle lachen. Auch Ralf. »Eines liegt mir noch sehr am Herzen«, verkündet er dann, und seine Stimme klingt dabei fast feierlich. »Ich möchte euch auf keinen Fall so sang- und klanglos verlassen. Und deshalb lade ich euch alle für heute Abend zu einem letzten gemütlichen Beisammensein ein. In das Weinlokal am Marktplatz. Ich habe für sieben Uhr einen Tisch für sechs Personen reserviert. Denn Helga und Werner hätte ich unbedingt auch gerne dabei. Wir treffen uns um halb sieben am Bushäuschen bei der Klinikeinfahrt. Zwei Taxis sind schon bestellt. Alles klar?«

Und bevor einer von uns widersprechen kann, ist er schon aufgesprungen und zur Tür hinaus.

So sitzen wir denn am Abend in dem gemütlichen Restaurant, jeder einen Schoppen Wein vor sich auf dem runden Tisch. Um uns herum herrscht munteres Geplapper, Gäste lachen, Kerzenlicht flackert und zwei Kellnerinnen sausen geschäftig hin und her.

Doris erhebt ihr Glas: »Trinken wir auf Ralf, der all unsere Fragen so überaus geduldig beantwortet hat und von dem wir so viel gelernt haben. Möge er wieder vollständig genesen und seine Patienten weiterhin mit seiner einfühlsamen Art und seinem immensen Fachwissen gesund machen.«

Sie wendet sich dem Landarzt zu. »Wenn du nicht so weit von mir entfernt praktizieren würdest, hättest du in Zukunft eine Patientin mehr.«

»Nicht nur eine«, beteuern Malia und Helga im Chor, und ich schließe mich ihnen an.

Nachdem wir gegenseitig angestoßen haben, folge ich einer spontanen Eingebung, indem ich kurzerhand bestimme: »Und weil heute unser letzter gemeinsamer Abend ist, wollen wir Ralfs Gesellschaft noch einmal so richtig genießen und ihn um Himmels willen ja nicht mit noch mehr Fragen löchern.«

Helga nickt bestätigend. »Nein, auf keinen Fall. Wir haben seine Gutmütigkeit und Geduld wirklich reichlich ausgenutzt. Damit soll heute Abend Schluss sein.« Sie nippt gedankenverloren an ihrem Rotwein. »Obwohl ...« Schuldbewusst lächelnd blickt sie in die Runde.

»Obwohl was?«, fragt Malia streng.

»Obwohl ich noch eine allerletzte Frage hätte. Eine klitzekleine nur, die sich sicher in ein, zwei Sätzen beantworten lässt.«

»Nix da!« Doris schüttelt energisch den Kopf. »Jetzt wird Abschied gefeiert und sonst nichts! Ralf ist der Erste von uns, der die Reha hinter sich hat, und bei uns anderen ist das Ende ja auch absehbar. Mitte nächster Woche sind wir – bedauerlicherweise mit Ausnahme von Malia – alle wieder zu Hause.«

»Die Frage ist wirklich ganz kurz. Sie ist mir neulich durch den Kopf gegangen, als ich meine Enkel gewickelt und eingecremt habe.«

Doris verdreht die Augen. »Aber wirklich nur die eine. Danach ist unwiderruflich Schluss!«

»Mir macht das echt nichts aus«, lässt sich jetzt auch Ralf vernehmen und wendet sich dabei Helga zu. »Also, wo drückt der Schuh?«

Helga räuspert sich verlegen. »Dass Mädchen Brustwarzen haben, ist ja leicht einzusehen. Schließlich brauchen die meisten von ihnen die früher oder später, um ein Baby zu stillen. Aber Jungen? Warum haben die ebenfalls Brustwarzen? Die sind doch absolut nutzlos.« Sie lacht auf und fügt hinzu: »Ich meine die Brustwarzen.«

»Darf *ich* darauf antworten?«, fragt Doris und streckt dabei wie eine ihrer Schülerinnen brav ihren rechten Arm in die Höhe. Dass sie keine einzige Frage zulassen wollte, hat sie offensichtlich schon wieder vergessen.

»Nur zu«, sagt Ralf in gönnerhaftem Ton.

»Die Sache ist ganz einfach«, erklärt Doris. »Wie die Jungen aller Säugetiere sind auch menschliche Embryos ganz am Anfang ihrer Entwicklung allesamt weiblich. Erst in der sechsten bis achten Schwangerschaftswoche kurbelt das männliche Y-Chromosom die Ausschüttung des Sexualhormons Testosteron an, und das sorgt dafür, dass aus den Geschlechtsanlagen ein Penis entsteht, dass der Fötus also ein Junge wird. Zu diesem Zeitpunkt sind die Brustwarzen aber schon angelegt und werden dementsprechend auch ausgebildet.«

»Ganz und gar nutzlos sind sie aber auch bei einem erwachsenen Mann nicht«, ergänzt Malia und ich könnte schwören, dass sie dabei unter ihrer dunklen Haut ein klein wenig rot wird. »Denn wie bei uns

Frauen sind die Brustwarzen auch bei vielen Herren der Schöpfung eine ausgesprochen erogene Zone.« Dabei kann sie ein verschämtes Lächeln nicht unterdrücken.

»Gut zu wissen«, sagt Helga trocken und prostet Doris und Malia zu. »Das soll's dann mit der nervigen Fragerei aber auch gewesen sein.«

»Vielleicht noch eine?«, getraue ich mich nach längerem Zögern zu fragen. Denn ich habe neulich irgendwo – ich glaube, es war im Café, wo sich zwei Männer am Nebentisch ziemlich laut unterhielten – eine Behauptung aufgeschnappt, von der ich sehr gerne wüsste, ob sie wirklich stimmt.

»Lass hören«, sagt Ralf gönnerhaft, und sowohl Doris als auch Malia verdrehen die Augen.

»Stimmt es, dass das weibliche Gehirn kleiner ist als das männliche?«

»Macho!«, entfährt es Doris.

»Einspruch!«, stößt Malia hervor.

Doch Ralf winkt ab. »Ist doch eine durchaus interessante Frage.«

»Finde ich auch«, stimmt Werner breit grinsend zu.

»Also«, setzt Ralf an, »Studien, die sich mit diesem Thema beschäftigt haben, kommen eindeutig zu dem Ergebnis, dass das Gehirn eines Mannes durchschnittlich etwa zehn Prozent größer ist als das einer Frau.«

»Das musste ja kommen«, stöhnt Malia.

Doch Ralf winkt ab. »Lass mich doch erst mal ausreden. Das gilt nämlich nur absolut. Und das ist ja eigentlich auch kein Wunder, weil Männer nun mal im Allgemeinen größer und breiter sind als Frauen. Wäre das absolute Gehirngewicht das entscheidende Kriterium, müssten uns Elefanten und Pottwale intellektuell haushoch überlegen sein. Nein, man muss das Gewicht des Gehirns schon ins Verhältnis zum Gewicht des ganzen Körpers setzen. Und wenn man das tut, schneiden die Damen eindeutig besser ab. Doch nicht nur das. Ihr Gehirn enthält auch mehr Neuronen, sprich: Nervenzellen, und die beiden Hirnhälften scheinen zudem besser vernetzt zu sein. Also Sieg für die Frauen auf der ganzen Linie.«

Malia lächelt mich an. »Hast du noch mehr derartige Fragen? Dann raus damit!«

»Lass mich zuerst noch etwas hinzufügen«, sagt Ralf. »Über das Thema ›männliches und weibliches Gehirn‹ sind nämlich schon etliche Studien veröffentlicht worden, und es gäbe dazu noch eine ganze Menge zu sagen. Aber auf dem Sektor bin ich wirklich nicht kompetent. Schließlich bin ich kein Neurologe. Sicher ist meines Wissens nur, dass die grundsätzliche Gehirnstruktur bei Männlein und Weiblein identisch ist. Außerdem scheint festzustehen, dass die Gehirnentwicklung bei Mädchen im Allgemeinen schneller vonstattengeht als bei Jungen. Was ich aus eigener Erfahrung übrigens voll bestätigen kann. Wenn ich an meine Susanne denke, so war die mit 15 zwar oft schwierig und zickig, aber in ihrer körperlichen und geistigen Entwicklung ihren Brüdern im selben Alter deutlich überlegen. Das entscheidende Faktum bei der Gehirnentwicklung scheint mir aber die sogenannte Plastizität zu sein. Das bedeutet, dass sich unser Gehirn zeitlebens – ich wiederhole: zeitlebens! – an die jeweiligen Anforderungen anpasst. Deshalb unterliegen sowohl die neuronale Feinstruktur als auch die Aktivierungsmuster einem fortwährenden Umbau. Oder anders gesagt: Unser Gehirn wird umso leistungsfähiger, je mehr wir es fordern. Und das gilt für Männer und Frauen gleichermaßen.«

»Na, siehst du«, sagt Doris zu Malia. »Du beklagst dich beim Lernen doch immer, dass in deinen Kopf einfach nichts reingeht. Das ist demnach ja totaler Unfug. Du musst dich geistig einfach immer noch stärker fordern, darfst nicht vor Herausforderungen zurückschrecken und – das ist das Entscheidende – auf keinen Fall aufgeben. Dann wird dein Gehirn immer leistungsfähiger, und du kannst dir mit der Zeit immer mehr merken.«

»Da ist was dran«, bestätigt Ralf. »Als ich mein Staatsexamen gemacht habe, war ich im Einprägen von Fakten und Zusammenhängen derart trainiert, dass ich an einem einzigen Tag mehrere Buchseiten auswendig lernen konnte. Davon bin ich heute meilenweit entfernt und würde das schon aus Altersgründen nie mehr schaffen.«

»Ach komm!«, fällt ihm Werner ins Wort. »Du hast uns doch jeden Tag aufs Neue mit deinem enormen Wissen verblüfft. Von wegen ›Ich kann mir nichts mehr merken‹.«

Ralf schüttelt den Kopf. »Dass ich mir nichts mehr merken kann, habe ich ja auch nie behauptet. Fakt ist aber, dass ich mir als Student in kurzer Zeit viel mehr einprägen konnte als jetzt. Wenn ich heute mal einkaufen gehe, muss ich mir vorher alles, was ich besorgen will, unbedingt aufschreiben. Sonst vergesse ich mit Sicherheit die Hälfte oder bringe das Falsche mit. Das ist mir früher nie passiert, und zwar auch ohne Einkaufszettel.«

»Belassen wir's dabei«, sagt Werner, nachdem er sich ausgiebig geräuspert hat. »Aber weil wir gerade beim Unterschied Junge – Mädchen sind, würde mich auch etwas interessieren. Mein Enkel Alexander, er ist letzten Monat fünfzehn geworden, ist gerade voll im Stimmbruch. Mal dröhnt er wie ein alter Mann, dann schnappt seine Stimme ganz plötzlich um und ist so hoch wie die eines kleinen Mädchens. Das ist echt witzig. Aber woher kommt das eigentlich? Warum bekommen Jungen einen Stimmbruch, Mädchen aber nicht?«

»Das hängt mit der Größenzunahme des Kehlkopfes während der Pubertät zusammen«, erklärt Ralf, nachdem er einen kräftigen Schluck Weißwein genommen und sich anschließend den Mund samt Bart sorgfältig abgewischt hat. »Der wächst nämlich bei Jungen – daran ist mal wieder das Testosteron schuld – nicht nur erheblich schneller, sondern ist am Schluss auch deutlich größer. Was man ja an dem vorspringenden Adamsapfel schon von außen deutlich erkennen kann. Und das gilt auch für die Stimmbänder in seinem Inneren. Die werden rund einen vollen Zentimeter länger und erzeugen dann wie die langen Saiten eines Klaviers tiefere Töne. Will heißen: Die Stimmlage sinkt um etwa eine Oktave. Dass das, was beim Sprechen aus dem Mund kommt, während dieser Zeit oft unrein ist und sich überschlägt, beruht wahrscheinlich darauf, dass die Stimmbänder nicht vollkommen gleichmäßig wachsen und daher zwischenzeitlich immer wieder unterschiedlich straff gespannt sind. Übrigens stimmt es nicht, dass Mädchen gar keinen Stimmbruch durchmachen. Auch bei ihnen verlängern sich die Stimmbänder während der Pubertät, wenn auch in erheblich geringerem Umfang. Deshalb klingt ihre Stimme hinterher nur gerade mal eine Terz tiefer. Und das komische Hoch-Tief-Gekrächze gibt es bei ihnen auch nicht.«

»Wenn ihr noch eine letzte Frage stellen durftet«, sagt jetzt Doris, »dann darf ich das doch wohl auch, oder?«

Wir sehen uns gegenseitig an und nicken zustimmend.

»Also, mein Enkel Theo hat eine überaus nervige Angewohnheit. Er zieht und biegt ständig so lange an seinen Fingern rum, bis die Gelenke laut knacken. Das stört nicht nur alle Anwesenden ganz massiv, sondern kann ja wohl auch nicht gesund sein. Das hat doch mit der Zeit bestimmt schlimme Folgen, oder?«

Ich winke ab. »Ich hab das früher auch oft gemacht. Vor allem während des Studiums, wenn ich stundenlang an irgendwelchen Büchern sitzen musste und dabei ganz kribbelig wurde. Aber auch heute noch ertappe ich mich von Zeit zu Zeit dabei. Und wie du siehst« – ich halte Doris meine Hände vors Gesicht und bewege die Finger in alle möglichen Richtungen – »hat es meinen Händen bis heute kein bisschen geschadet.«

»Das nervige Geräusch entsteht«, schaltet sich Ralf ein, »wenn die Knochen, die sich im Gelenk berühren, aufgrund der äußeren Krafteinwirkung auseinanderschnappen. Dann entsteht in dem aufgeweiteten Gelenkspalt ein Unterdruck, woraufhin sich wie in einer geöffneten Sprudelflasche kleine Gasbläschen bilden. Bis die sich wieder aufgelöst haben, vergeht etwa eine Viertel- bis halbe Stunde. In dieser Zeit kannst du an den Fingern ziehen und sie verbiegen, so fest und solange du willst, es knackt nicht mehr.«

»Dann gibst du also Peter recht«, fragt Doris, »dass man davon keine bleibenden Schäden davonträgt?«

»Genau. Wenn der Kleine an der Sache Spaß hat, dann lass ihn ruhig knacken. Solange macht er schon keinen anderen Unfug.«

»Genau«, bestätigt Malia. »Lukas knackt auch öfter mit den Fingern. Und ich kann bestätigen, dass die dadurch kein bisschen weniger beweglich oder feinfühliger geworden sind.« Sie grinst anzüglich. »Im Gegenteil.« Dann wird sie wieder ernst. »Aber weil ich gerade von meinem Freund spreche. Der hat immer einen Mordsspaß daran, mich zu kitzeln. Obwohl er genau weiß, dass ich das hasse.«

»Aber du lachst dabei, richtig?«, fragt Werner.

»Ja, das ist doch gerade das Bescheuerte. Wenn man gekitzelt wird, wünscht man sich nichts mehr, als dass das fiese Kribbelgefühl so schnell wie möglich aufhört. Deshalb versucht man mit aller Kraft, sich seinem Peiniger zu entwinden. Und was tut man dabei? Lacht, dass einem die Tränen kommen. Als hätte man an der Kitzelei einen Riesenspaß. Am schlimmsten ist es bei mir an den Oberschenkeln direkt über den Knien. Wenn Lukas mich dort zu fassen kriegt und zudrückt, könnte ich durchdrehen. Das ist ein derart widerliches Gefühl, dass ich heulen könnte. Aber während ich immer wieder ›Stopp!‹ und ›Aufhören!‹ kreische, lache ich, bis mir die Tränen kommen. Ist das nicht idiotisch?«

»Irgendwie schon«, stimmt Ralf ihr zu. »Im Mittelalter soll Kitzeln sogar als Foltermethode angewandt worden sein. Man fesselte die Menschen, denen man ein Geheimnis entlocken wollte, dann leckten Ziegen ihnen die Fußsohlen ab. Und wenn man Leute, die gekitzelt werden, fotografiert – dazu gibt es eine interessante amerikanische Studie –, schauen die keineswegs glücklich drein, sondern machen eher einen leidenden Eindruck. Doch obwohl sich Forscher schon seit ewigen Zeiten mit dem Kitzeln beschäftigen, kann das zwiespältige, kaum zu beschreibende Gefühl bis heute niemand schlüssig erklären. Es scheint so, dass das eine Sonderform der Berührungsempfindung ist, die nur durch leichte Reize und nur an bestimmten, besonders empfindlichen Hautregionen ausgelöst wird. Vor allem ist vollkommen unklar, warum manche Menschen extrem kitzelig sind und andere so gut wie gar nicht.«

»Mein keiner Bruder«, sagt Malia, »ist dermaßen kitzelig, dass er allein schon bei dem Gedanken, man könnte ihn an der Taille berühren, zusammenzuckt. Selbst wenn ich nur so tue, als wollte ich das tun, und ihm dabei versichere, ich würde ihn garantiert nicht anfassen, führt er sich auf, als hätte er einen elektrischen Schlag bekommen. Dabei bin ich sicher, dass er mir glaubt.«

»Manche Forscher sind der Ansicht, Kitzeln sei ein steinzeitliches Relikt, eine Art Training des Körpers, bei dem er lernt, sich reflexartig gegen eine Gefahr zu wehren«, wendet Ralf ein. »Wenn unseren Vorfahren zum Beispiel eine giftige Spinne über den Körper krabbelte, half ihnen das automatische Sich-Winden und Zucken, das gefährliche Vieh so schnell wie möglich wieder abzuschütteln. Zu dieser Theorie passt, dass Kinder in der Regel erheblich kitzeliger sind als Erwachsene, weil sie die automatische Körperabwehr erst noch intensiv trainieren müssen. Andere Wissenschaftler halten das Kitzeln dagegen für eine Art Ritual, mit dem Ziel, dass Menschen sich näherkommen. Zumindest scheint das bei Ratten so zu sein. Wenn man die Tiere kitzelt, kreischen sie vor Lachen – was man allerdings nur mit Spezialgeräten hören kann – und offensichtlich auch vor Vergnügen. Jedenfalls stupsen sie den, der sie kitzelt, immer wieder an, damit er weitermacht.

Und da scheint sogar etwas dran zu sein. Ich selbst bin heute zwar nicht mehr kitzelig, aber als Kind durfte mich niemand an den Fußsohlen berühren, da bin ich so was von ausgeflippt. Mein Opa hat das immer mit großer Begeisterung getan. Und was habe ich Depp getan, wenn er aufgehört hat? Ich habe ihn gebeten weiterzumachen und mich immer wieder richtig durchzukitzeln. Das ist doch total widersinnig, oder?«

»Na ja«, sage ich. »Wie man's nimmt. Auf alle Fälle hast du dadurch erreicht, dass dein Opa sich intensiv mit dir beschäftigt hat. Und das ist doch auf jeden Fall positiv.«

Ralf nickt. »Da hast du schon recht. Aber jetzt bin ich der Einzige in unserer Runde, der heute Abend noch keine Frage gestellt hat. Das kann natürlich nicht so bleiben. Daher möchte ich jetzt von euch wissen, was ihr von folgender Behauptung haltet: ›In Erwartung eines feuchtfröhlichen Abends kann man einen Kater verhindern, wenn man vorher eine fettreiche Mahlzeit zu sich nimmt‹.«

»Das stimmt«, sage ich. »Ich spiele nämlich von Zeit zu Zeit Skat mit Freunden. Und dabei fließt uns so manches Bier und auch der eine oder andere Schnaps die Gurgel runter. Da esse ich vorher immer zwei, drei Brote mit dick Schmalz drauf. Und ich finde, das hilft mir tatsächlich, um am nächsten Tag nicht mit allzu starken Kopfschmerzen aufzuwachen. Und wenn mir tatsächlich mal übel und schwindelig wird, dann zumindest nicht so stark wie früher.«

»Was meinen die anderen?«, fragt Ralf. »Stimmt ihr Peter zu?«

Malia zuckt mit den Schultern, Doris macht ein eher skeptisches Gesicht und Werner legt nachdenklich den Kopf zur Seite, ohne allerdings etwas zu sagen.

Wer dagegen etwas sagt, ist Helga: »Da kann ich nicht mitreden. Ich tu grundsätzlich keinen Alkohol trinken.«

»Also«, sagt Ralf, »die Sache ist die: Ein voller Magen hat beim Trinken schon eine Wirkung, nämlich die, dass der Alkohol langsamer ins Blut aufgenommen wird. Dieser Effekt ist besonders ausgeprägt, wenn die Mahlzeit reichlich Fett enthielt. Es wäre nun aber ein Irrtum zu glauben, dass Fett die Alkoholaufnahme behindert. Sie geht nur langsamer vonstatten, bleibt aber im Ganzen gesehen vollkommen gleich. Isst man also vor einer Party etwas Deftiges, so spürt man die Wirkung des Alkohols nur nicht so schnell wie sonst. Den Kater am nächsten Morgen kann man dadurch aber nicht verhindern.« Und zu mir gewandt: »Was natürlich nicht bedeutet, dass du deine voralkoholische Fettorgie nicht beibehalten sollst. Wenn du der Meinung bist, die würde dir helfen, hat sie ja durchaus ihre Berechtigung.«

»Du glaubst, das ist nur ein Placeboeffekt?«, frage ich. »Na ja, kann schon sein. Und was hilft dann deiner Meinung nach bei einem Kater tatsächlich?«

»Nun, schuld daran ist vor allem der massive Flüssigkeitsverlust. Vielleicht erinnerst du dich noch an die harntreibende Wirkung des Alkohols ...«

»Stichwort Adiuretin«, unterbreche ich ihn, stolz, mir den Namen des Hormons gemerkt zu haben, das in den Nieren für den Rücktransport von Wasser in die Blutbahn sorgt.

»Andere Bezeichnung?«

Ich muss einen Moment überlegen. »Vasopressin?«

»Respekt! Oder ›antidiuretisches Hormon‹. Also, Alkohol führt zu einem Mangel an Flüssigkeit. Und weil mit dem Urin auch eine Menge Mineralstoffe ausgeschwemmt werden, hapert es auch daran. Deshalb ist die wichtigste Maßnahme gegen einen Kater: trinken, trinken

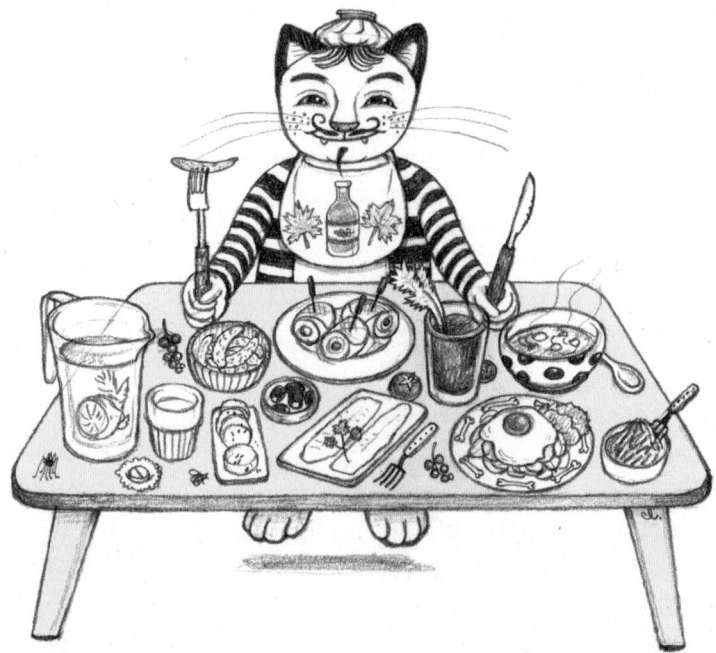

Das Katerfrühstück sollte reichlich und deftig sein. Viel trinken nicht vergessen!

und noch mal trinken. Und um den Mineralverlust auszugleichen, Salziges essen, etwa einen Rollmops oder eine deftige Brühe. Ganz weg bekommt man die Übelkeit und die Kopfschmerzen damit zwar auch nicht, aber sie werden zumindest deutlich erträglicher. Wobei eine Schmerztablette zusätzlich natürlich nicht schaden kann. Und wisst ihr, was in einer solchen Situation der schlechteste Ratschlag ist?«

»Mit demselben Getränk weiterzumachen, mit dem man aufgehört hat?«, schlägt Doris vor.

»Exakt. Schließlich ist Alkohol ein Zellgift. Und auf die Idee, eine Vergiftung mit noch mehr Gift zu bekämpfen, kann wirklich nur ein krankes Gehirn kommen.«

Inzwischen ist es spät geworden. Außer einem Pärchen am Nachbartisch sind wir die letzten Gäste im Lokal.

»Dann heißt es jetzt wohl, Abschied zu nehmen«, sagt Doris mit belegter Stimme. Sie steht auf, umrundet den Tisch und umarmt Ralf wie einen guten Freund, den sie schon lange nicht mehr gesehen hat. »Ich wünsche dir von Herzen alles Gute, Ralf!«, sagt sie mit belegter Stimme, und man könnte fast meinen, dass sie dabei ein paar Tränen verdrückt.

Wir anderen schließen uns an. Dann setzen wir uns noch einmal, nippen an unseren Gläsern, und ich frage: »Weißt du noch, wie wir uns vor knapp vierzehn Tagen kennengelernt haben?«

Ralf grinst mich breit an. »Hermann, was machst du?«

»Ich mache nichts.«

»Gar nichts?«

»Nein.«

Die anderen runzeln die Stirn, und Malia fragt geistreich: »Hä?«

Ralf klopft mir auf die Schulter, und gemeinsam lachen wir, bis uns die Tränen aus den Augen kullern. Dann sagt er: »Inzwischen wirst du mir doch recht geben, dass man nicht gar nichts machen kann, oder?«

»Da hast du recht«, sage ich. »Und wenn wir davon überzeugt sind, wir täten gerade überhaupt nichts, gilt das allenfalls für unser bewusstes Handeln. Doch unser Körper ist trotzdem zugange, und zwar pausenlos, 24 Stunden am Tag, 365 Tage im Jahr, ein Leben lang.«

»Dann lasst uns jetzt zum letzten Mal in dieser Reha-Zeit gemeinsam unser Glas erheben«, sagt Ralf feierlich, »und darauf trinken, dass unser Körper dabei keine größeren Fehler macht. Wobei wir ihn natürlich nach Kräften unterstützen müssen. Ich wünsche euch von ganzem Herzen, dass ihr von jetzt bis an euer Lebensende gesund bleibt. Dass ihr nie wieder ein Krankenhaus oder eine Rehaklinik von innen seht, und natürlich auch, dass euch das, was wir in den letzten Tagen so alles besprochen und geklärt haben, von Nutzen sein möge. Auf euer aller Wohl! Und bis hoffentlich im Frühjahr!«

Stichwortverzeichnis

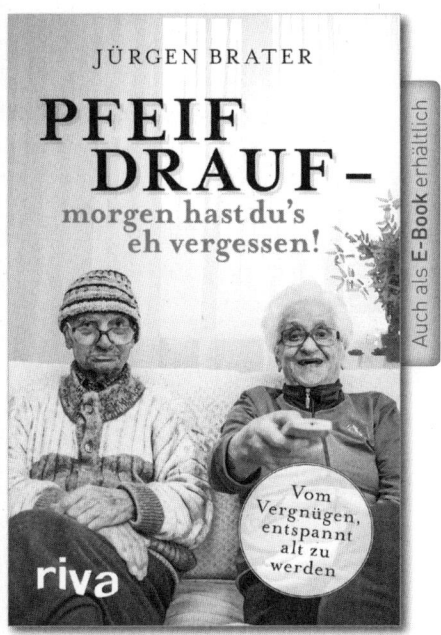

208 Seiten
12,99 € (D) | 13,40 € (A)
ISBN 978-3-7423-0446-9

Jürgen Brater
Pfeif drauf – morgen hast du's eh vergessen!
Vom Vergnügen, entspannt alt zu werden

Endlich Zeit für den eigenen Garten. Oder für ausgiebige Urlaube, unabhängig von allen Ferienzeiten. Und lange, nette Weinabende mit guten Freunden – wann immer Sie Lust darauf haben! Moment – das klingt so gar nicht nach Ihrem Alltag jenseits der 60? Weil Sie viel zu sehr damit beschäftigt sind, ermüdende Gespräche über Krankheiten zu führen oder mal wieder auf die Enkel aufzupassen, weil deren Eltern »ganz spontan« etwas dazwischengekommen ist? Schluss damit! Lassen Sie sich von Jürgen Brater in den Ruhestand führen, von dem Sie immer geträumt haben. Pfeifen Sie auf Jammer-Else, sozialen Dauereinsatz und Faltenfreiheit. Denn wenn jetzt nicht der richtige Zeitpunkt ist, das Leben zu genießen – wann denn dann?! Es ist nur ein kleiner Schritt zu einem gelassenen, vergnügten Älterwerden.

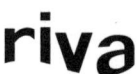

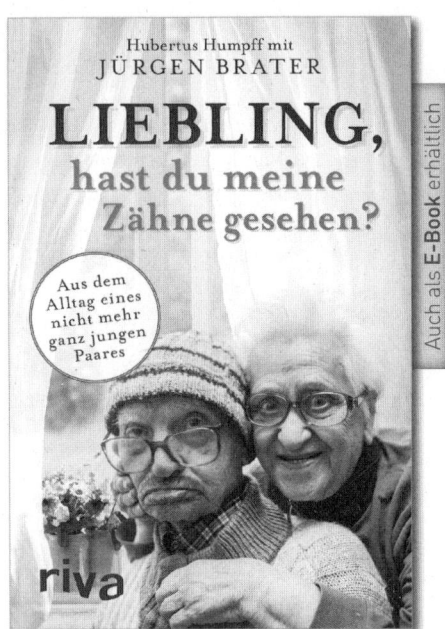

224 Seiten
12,99 € (D) | 13,40 € (A)
ISBN 978-3-7423-0912-9

Jürgen Brater

Liebling, hast du meine Zähne gesehen?

Aus dem Alltag eines nicht mehr ganz jungen Paares

Hubertus Humpff ist sechsundsiebzigeinhalb Jahre alt und seit elf Jahren mit seiner zweiten Frau Hulda verheiratet. Und obwohl sich die beiden im Grunde gut verstehen, gibt es zwischen ihnen doch so manche Reiberei. Immer häufiger finden sie sich in Situationen wieder, die es so früher nicht gegeben hätte. So steht Hubert schlimme Ängste aus, wenn seine Frau mit seinem Uralt-Mercedes über die Autobahn rast, Hulda hat sich angewöhnt, das Wechselgeld beim gemeinsamen Einkauf stets centgenau abzuzählen, Hubert versucht, das gemeinsame Liebesleben mithilfe von Tabletten anzukurbeln, und beide trauen sich nicht, dem jeweils anderen zu sagen, dass sie in einem eigenen Bett viel besser schlafen würden. In diesem Buch erzählt Jürgen Brater von den Tücken des Seniorendaseins und den herrlich schrägen Momenten einer nicht mehr ganz jungen Beziehung.

riva

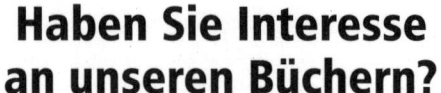